JN121061

坂根 直樹・著

独立行政法人国立病院機構
京都医療センター

Kinpodo

はじめに

糖尿病は自己管理が必要な病気と言われます。最初はやる気があっても、それは長くは続かないことが多いですね。そうすると、患者さんは「3日坊主になる」などの言い訳をします。実は、患者さんの言い訳は心理学では「抵抗」と呼ばれています。

例えば、肥満や糖尿病を伴う生活習慣病患者さんに「減量しましょう」「間食を控えましょう」「運動しましょう」などと療養指導を行うと、「そんなに食べていないのに太る」「間食を止めるとストレスがたまる」などと言い訳をします。

患者さんに心理学的抵抗がみられない場合にはメディカルコミュニケーションがうまくいっています。

しかし、患者さんに心理学的抵抗がみられた場合には、メディカルコミュニケーションがうまくいっていないことを示しており、療養指導の方法を変える必要があります。つまり、「心理学的抵抗は療養指導を変えるサイン」なのです。

それでは、心理学的抵抗がみられた患者さんにどのようにアプローチをしていけばいいのでしょうか？　イソップ物語の「北風と太陽」ではありませんが、「このまま放置しておくと、糖尿病合併症が出て大変なことになりますよ」「倒れたら誰が面倒をみるんですか！」など、いわゆる医学的脅しを用いて言語的に説得してもその効果は限られています。

むしろ、患者さんと信頼関係を確立した後に、患者さんの価値観や性格タイプに合わせてアプローチすることが有効です。

本書は、患者さんの体重管理、食事、運動、薬物療法、血糖測定などに対しての「言い訳」や「抵抗」などから、どのようなコミュニケーションを取るべきか、60の具体的な例をまじえ解説します。患者さんに響く効果的な言葉、やる気を引き出す言葉を「マジックワード」として紹介します。糖尿病療養指導に携わる医療従事者の皆さんへ、糖尿病療養指導の理解がより深まり、患者さんとよりよいコミュニケーションが取れる方法やコツをお伝えします。

2020年2月　坂根　直樹

目　次

第3章

第4章

第5章

第6章

第7章

COLUMN

CASEの見かた

医療現場で出会う患者さんの**言い訳や抵抗、疑問など問題となる言葉をピックアップ**。現場で似たような言葉に出会ったら、そのCASEを読んでみよう。

太字は、患者さんの言い訳などになります。

失敗例の解説と今後どのように患者さんと向き合い、話していくべきか、**アドバイス**を伝えます。

く　見

CASE 3-1 水を飲んでも太る

× 失敗例

Dr. また、体重が増えていますね。

Pt. 食事には気をつけているつもりなんですが…。

Dr. 気をつけているだけじゃだめなんです。実際にやらないと…。

Pt. はい。

Dr. もっと食事に気をつけないと…。 ◀ 食事の努力を認めず、結果のみ重視

Pt. 先生、**私は水を飲んでも太る体質なんです**(言い訳)。

Dr. 水にはカロリーはありませんから、太るわけがないでしょ！ ◀ 頭から否定

Pt. はい…。

Dr. 水以外に何か他のものを食べているんじゃないですか！ ◀ 他の物を食べていると疑う発言

＼こうすればうまくいく！／

患者の気持ちに共感する

患者さんは自分なりに食事には気をつけているのですが、体重が思ったようには減ってくれません。生理学的に「水はカロリーがないので、太るはずはない」と頭から否定しても、患者さんは納得されません。私の気持ちをわかってくれないと信頼関係が壊れてしまうことも。

まずは、「水を飲んでも太る気持ちがする」、すなわち、「何を食べても痩せない」という気持ちを汲んであげましょう。海外では肥満者に食前に水を飲むことが勧められています。最近では小児の肥満予防としても活用が期待されています。その効用は大きく分けると3つ［**表1**］。肥満者は早食いなので、よく噛まずにお茶などの水分で流し込んでいることが多い。水をとりすぎてはいけない人には禁忌ですが、試してみる価値がある方法かもしれませんね。

40

医師（医療従事者代表）と患者さんの様々なやり取りを挙げて、医療従事者の皆さんが患者さんとよりよいコミュニケーションがとれるようになることを目指します。

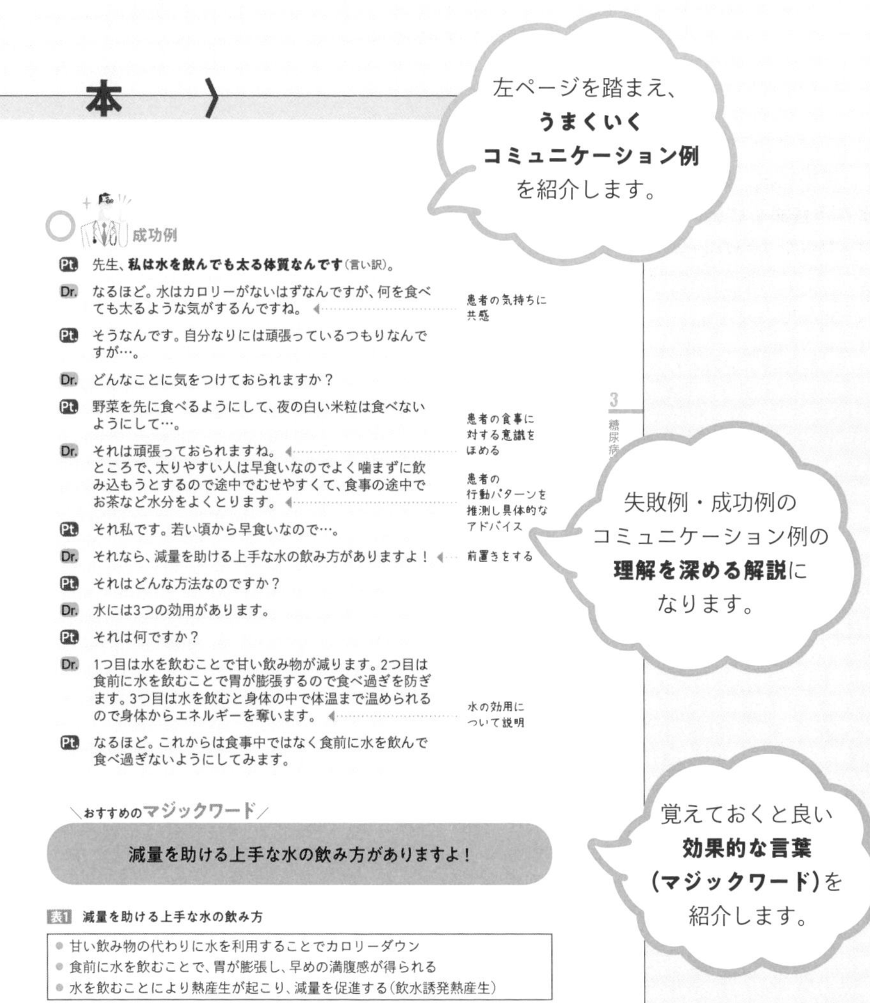

第1章

今、求められる糖尿病療養指導は?

プロローグ　“ましょう”の医療従事者と“でも”患者

糖尿病の療養指導に自信がある医療従事者は血糖コントロールが不良な患者さんに対して、「体重を減らしなさい！」「食事に気をつけなさい！」「運動しなさい！」と断定的な指導を行ったりします。それに対して、糖尿病の療養指導に自信がない医療従事者は「体重を減らしましょう」「食事に気をつけましょう」など「○○しましょう」と弱め言葉を用いて療養指導をしがちです［**表1**］。

表1　提案型の指導

- 体重を減らしましょう！
- 食事に気をつけましょう！
- 運動しましょう！
- 薬をきちんと飲みましょう！
- 血糖を測定しましょう！
- 足を毎日、みましょう！

「○○しましょう！」などの提案型の療養指導は、一方的であいまいな指導で効果が弱いことが知られています。それに対して、患者さんは「でも…」と言い訳をします［**表2**］。

表2　患者の言い訳

- でも、そんなに食べていない
- でも、間食を止めるとストレスがたまる
- でも、運動する時間がない
- でも、なぜか薬が余るんです
- でも、痛くて血糖測定できないんです
- でも、足はきれいです

体重を減らしましょう
でもそんなに食べていない
でも
でも
でも

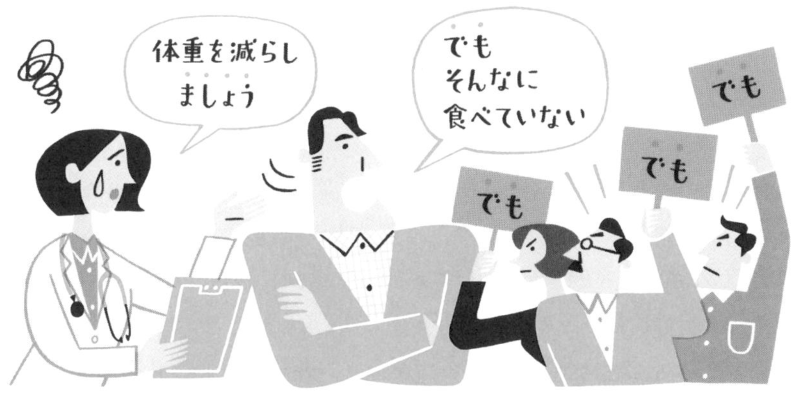

この言い訳に対して、「このまま放っておくと、将来大変なことになりますよ！」という、いわゆる医学的脅しで行動変容をせまることがあります。これは危機感をあおって意識づけをしようとしている「保健信念モデル」を用いているのですが、これだけではうまくいく症例は限られています［**図1**］。なぜなら、その場では患者さんは「はい、わかりました」と殊勝な顔をするのですが、その行動は長くは続かないからです。患者さんの言い訳は療養指導の方法を変えるサインと考えてよいでしょう。

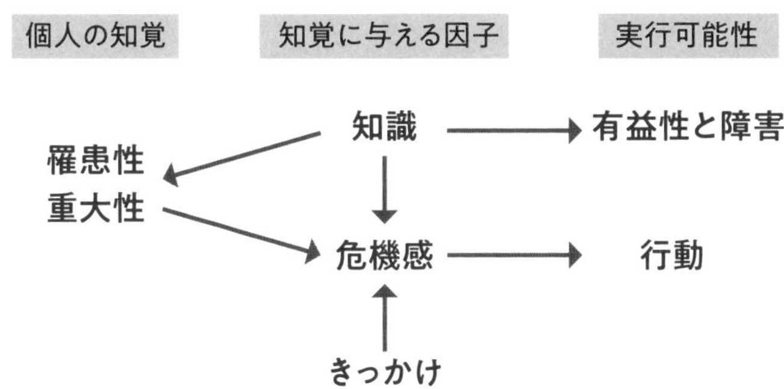

図1 保健信念モデル

1 健康教育の変遷

メディカルコミュニケーションの歴史［**表3**］を振り返ると、黎明期には伝染病の予防に関する知識の普及が目的であったのですが、1950年代に入ると、洗顔・歯磨きなどの日常的な予防行動に目的が移ります。知識普及に加えて、歯磨きの方法など習慣にも焦点が当てられるようになりました。発展期（1970年代）に入ると、行動変容が目的となりました。そのため、いわゆる医学的脅しを用いた療養指導が行われることが出てきました。

転換期（1990年代）に入ると、学習援助や支援が目的となり、エンパワーメントという概念やスポーツで用いられていたコーチングが、医療の世界でも用いられるようになってきました。エンパワーメント・アプローチとは、患者さんが潜在的に持っている問題解決能力を医療従事者が上手に引き出すという概念のことです。「ファーストフードや間食を食べないようにしなさい」と禁止するだけでは、パワーを上手に引き出すことはできません。患者さんと治療同盟を結んで、課題の障害を克服する作戦を一緒に考えるとよいでしょう。現在は、個別化医療がうたわれています。これは薬物療法だけでなく、食事や運動療法にも当てはまります。患者さんの年齢、性、病態、体質、生活環境、性格タイプなどに合わせて指導することが大切です。

最近、行動経済学の理論に基づいたナッジ（nudge）に注目が集まっています。ナッジとは、直訳すると「軽く肘でつつく」という意味で、適切な選択を無意識のうちにできるような仕掛けをすることです。

将来は、スマートフォンのアプリを使ったりすることでリアルタイムの療養指導が可能となるでしょう［**図2**］。

表3 メディカルコミュニケーションの歴史

年代	目的	方法
黎明期(1940年代)	衛生教育・伝染病の予防	予防に関する知識普及
確立期(1950～60年代)	洗顔・歯磨きなどの 日常的予防行動	知識＋態度や習慣 (KAPモデル)
発展期(1970年代)	行動変容	社会心理学 保健信念モデル
転換期(1990年代)	学習援助、支援	エンパワーメント、 コーチング、動機づけ面接、 EBM
現在(2000～20年代)	テーラーメイド	個別化、NBM、ナッジ、 ヘルスプロモーション
未来	リアルタイム 将来予測	アプリ、AI、 シュミレーションモデル、 遺伝子

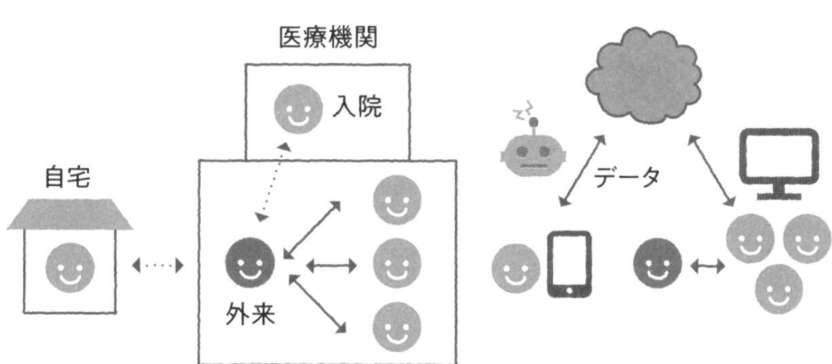

図2 アプリを用いたリアルタイムの療養指導

2 コーチングと意味づけティーチング

私は医学部の学生時代に、知識の詰め込みだけでは人は動かないことを学びました。人は驚いたり感動したりすることで、行動を開始したり行動するために何かを学ぼうとします［**図3**］。

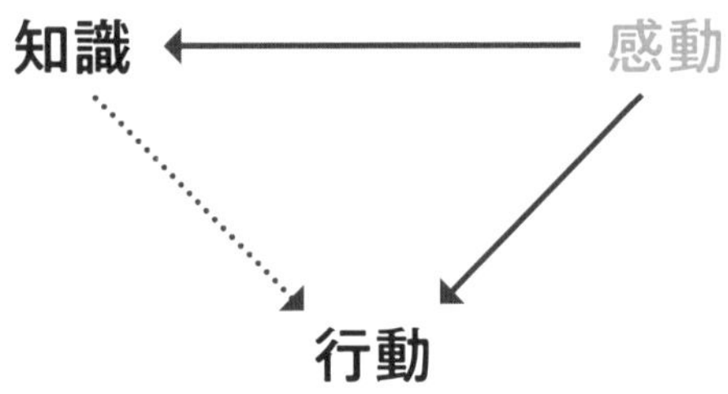

図3 知識詰め込み教育の限界

人をやる気にさせるにはコーチングが有効です。コーチングの語源は、「馬車」（Coach）にあります。「大切な人をその人が望む所まで送り届ける」との意味が転じて、「目標達成を支援する」となりました。1840年代に入ると、英国オックスフォード大学で、学生の受験指導をする教師のことを「コーチ」と呼ぶようになります。スポーツの分野でコーチングが使われるようになったのは、1880年代のことです。1950年代に入ると、マネジメントの分野でもコーチングが用いられるようになってきました。1980年代に入るとコーチングに関するセミナーや出版物がいろいろ出てきました。1990年代には米国でコーチを育成する機関ができ、日本にもそのプログラムが導入されてきました。糖尿病分野でコーチングが普及してきたのが2010年代になります［**表4**］。

表4 コーチングの歴史

年代	
1500年代	馬車（コーチの語源）
1840年代	受験指導（英国）
1880年代	スポーツの分野で用いられる
1950年代	マネジメントの分野で用いられる
1980年代	マネジメントセミナーや出版物がでてくる
1992年～	米国でコーチを育成
1997年～	日本でコーチを育成
2000年代	医療分野でコーチングが導入
2010年代	糖尿病分野でコーチングが普及

しかし、糖尿病に関する知識や、糖尿病に効果的な運動や注射を打つスキルがない人には、コーチングを行っても上手くいかないことがあります。コーチングとティーチングを上手に使い分けたり、併用することが大切です。糖尿病に関する知識やスキルがない人に対し、難易度が低い課題ならマニュアルを説明するだけでよいのですが、難易度が高い課題なら、ティーチングから開始します。逆に、能力が高い人に対し、難易度が低い課題なら、「これをして下さい」との課題を提示するだけでOKです。難易度の高い課題の場合には、コーチングを併用することで達成率が高まります［**図4**］。

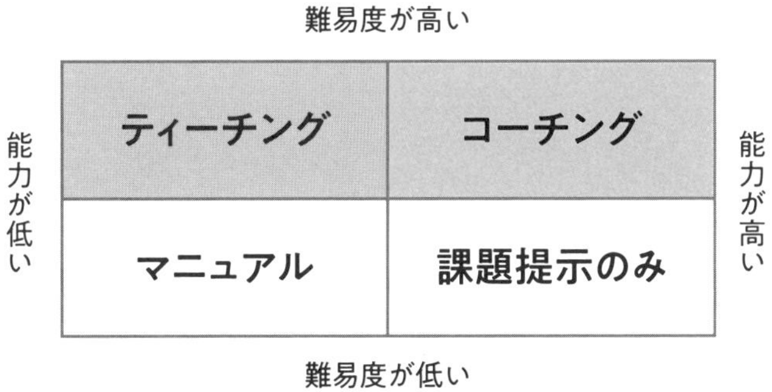

難易度が高い

能力が低い			能力が高い
	ティーチング	**コーチング**	
	マニュアル	**課題提示のみ**	

難易度が低い

図4 ティーチングとコーチングの使い分け

3 新人とベテラン医療従事者が陥りやすい罠

新人の医療従事者は、患者さんの話を傾聴しなければいけないと考えています。その結果、患者さんの話を切れずに、糖尿病の療養指導をする時間が足らなくなってしまいます［**表5**］。まとまりがなく話が長めの患者さんや自分のペースで話をする患者さんに対するコミュニケーションの技術を身につける必要があります。

表5 新人が陥りやすい罠

- 患者さんの話を傾聴しすぎる（療養指導の時間がなくなる）
- 相手の反応を見ずに一般論や理想論を提示（個別性のない指導につながる）
- 「頑張りましょう！」で終わる（何をどう頑張るかが不明）

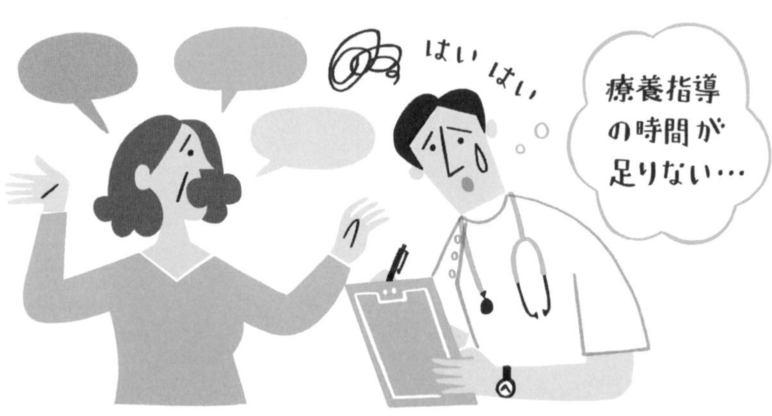

療養指導が終わる時間が近づくと、とりあえず何か行動目標を立てなければと考え、「食事は規則正しく、バランスを考えて、腹八分目にして、ゆっくりとよく噛んで食べる」など一般論を提示して、「今日の話の中でひとつでも、ふたつでも結構ですので、頑張ってやりましょう！」とガンバリズムで押し通そうとします。しかし、これだけでは患者さんの気持ちは動きませんし、患者さんの不満もつのります。また、患者さんに教科書やガイドラインにのっている理想論を提示すると、ハードルが高いと思われ、いろいろな言い訳が出てきます。

逆に、ベテランの医療従事者が陥りやすい罠として、経験的に決めつけることがあげられます［表6］。しかし、患者さんは千差万別ですし、場合によって行動が変わることはよく経験します。次に、陥りやすい罠として、ベテランの医療従事者は難しい医療用語や略語を使いたがる、というのがあります。糖尿病やインスリンといった言葉も患者さんにとってはなじみがないかもしれません。初めての患者さんにもわかるように解説する必要があります。また、DMなどの略語の多用も注意が必要です。DMは「糖尿病」の略語ですが、一般の人からみれば「ダイレクトメール」の方が、なじみがあるかもしれません。もうひとつの罠は、患者さんの言葉をさえぎることです。経験のあるベテランの医療従事者は、患者さんは何を考えているかの見当がつくようになります。その結果、最後まで患者さんに話させずに言葉をさえぎってしまうのです。そうすると、患者さんの治療に対する不満がつのってしまいます。

表6 ベテランが陥りやすい罠

- 経験的に決めつける
- 難しい医療用語や略語を使いたがる
- 患者の言葉をさえぎる

4　患者をやる気にさせる魔法の言葉はあるか？

療養指導の研修会で「患者さんの心に響く魔法の言葉はありませんか？」と尋ねられたことがあります。最初のうちは「そんな魔法の言葉はありません」と答えていましたが、よくよく考えると魔法の言葉はあるように思います。但し、その人の置かれている状況や性格タイプによって魔法の言葉は変わります。

最近、糖尿病の療養指導ではエンパワーメントという言葉がよく使われています。「先生の顔をみると元気がでます」「この外来に来るのが目標になっています」などのポジティブな言葉が患者さんから聞かれれば、エンパワーメントな外来となっています。それに対し、「ハイハイ」と患者さんの返事だけはよい場合や「今度は頑張ってきます」と言うわりには行動に移らない場合は「パワーレス外来」になっているのかもしれません。もともとエンパワーメント（Empowerment、湧活）とは、自分の人生という物語の主人公となれるように力をつけて、自分自身の生活や環境をよりよくコントロールできるようにしていくことです。エンパワー（empower）いう単語のもともとの意味は「能力や権限を与える」です。潜在的に力を秘めているが、出し切れていない「パワーレス」な状態に、能力や権限を与え、エンパワーするわけです。

糖尿病の自己管理は、食事・運動・薬物療法だけでなく、血糖測定やフットケアなど多岐にわたります。糖尿病患者さんはうつを併発しやすく、逆にうつを持つ人は糖尿病になりやすいと言われています。また、うつ症状がある人は血糖コントロールが不良となります。そのため、患者さんの心理状態を把握しておくことが大切です。糖尿病患者さんには高血糖に対する怒りがあったり、低血糖に対する不安があったりします。中には自己管理に対する困難性を感じている人や真面目に取り組み過ぎたために燃えつき（バーンアウト）を感じている人もいます。

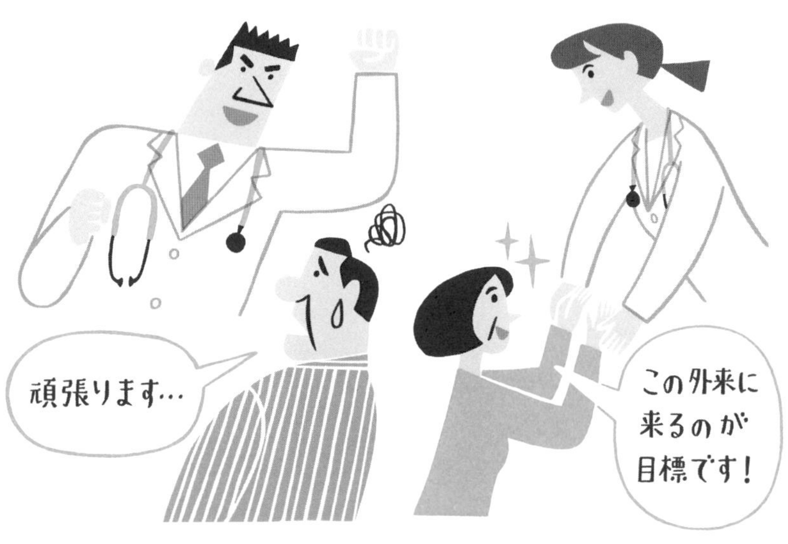

逆に、患者さんのやる気をくじく、すなわち、「パワーレス」な状態にするのは、高すぎるハードルを提示することです。すなわち、「食事は腹八分目に、栄養バランスに配慮して、食事は規則的に、夜の食事は軽めに、間食は止める」など理想論を展開することです。また、運動ができていないことを指摘する減点主義もやる気をくじきます。そして、「あなたは自己管理のできない人間」だと烙印を押されると人格否定されたと感じ、自尊心までが低下してしまいます［**表7**］。

表7 やる気をくじくか、勇気づけるか

項目	やる気をくじく	勇気づける
評価	ダメ出し	ヨイ出し
手技	減点主義	加点主義
重視	結果を重視(HbA1c)	プロセスを重視(小さな進歩)
失敗	失敗を責める	失敗に学ぶ
最後	ガンバリズム	感謝を伝える

COLUMN
コラム

HbA1c外来

俗に、HbA1c外来と呼ばれている外来があります。これはHbA1cの値しかみない外来を示しています。その結果、指導法が3パターンしかありません。[**図1**]

① 前回よりもHbA1cが上昇していたら…
「もっと食事に気をつけなさい！」

② 変化がなかったら…
「この調子で！」

③ 下がっていたら…
「頑張っていますね！」

最初のうちは、この指導でも効果があるかもしれませんが、だんだん患者さんは医療従事者の行動パターンを読んできます。HbA1cが上がっていたら、「怒られに来ました」と防衛線をはる患者さんもいます。

HbA1cは過去1・2か月の平均血糖しか示していません。患者さんが前回の外来から今日まで、どんなことがあったのかを振り返ることが大切ですね。

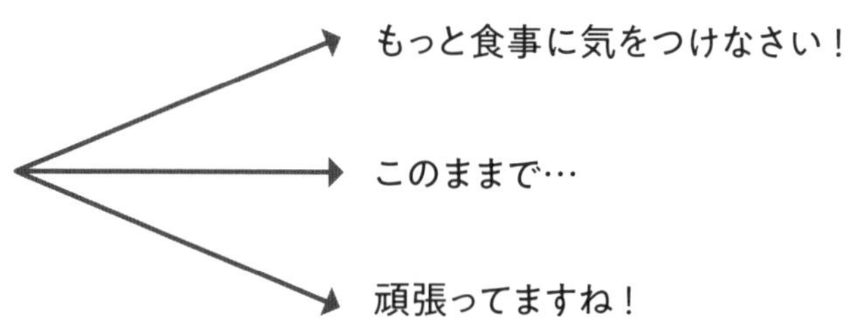

図1 HbA1c外来

第2章

糖尿病の理解を深める

糖尿病の概要

糖尿病は名前からすると、「糖が尿に出る病気」と思われがちですが、糖が尿に出る病気は糖尿病だけでなく、腎性糖尿、胃を切除した後などでも尿糖は陽性となります。正しくは「血液中の糖分（ブドウ糖）が異常に上昇する病気」が糖尿病なのです。

どうして糖尿病になるのでしょうか。食事に含まれる糖質は、小腸で吸収され、血液ではブドウ糖となり、筋肉などでエネルギー源として使われたり、肝臓や脂肪でいざという時のエネルギー源として蓄えられたりします。この時に活躍するのが、膵臓で作られる「インスリン」というホルモンで、ブドウ糖が筋肉や肝臓などに取り込まれます。つまり、このホルモンのおかげで血糖値（ブドウ糖の濃度）がほぼ一定に保たれているのです。もうひとつ大切なホルモンとして、小腸から出ているインクレチン（Incretin: Intestine secretion insulin）と呼ばれる消化管ホルモンがあります。このホルモンは、血糖値が高い時だけ、インスリン分泌を促進し、血糖を上げるグルカゴン分泌を抑制し、血糖をコントロールしています（血糖依存性）。

それでは、どうして糖尿病になるのでしょう。2つの大きな原因があります。膵臓から出されるインスリンの量が少ない場合（インスリン分泌不全）と、インスリンの働きが悪い場合（インスリン抵抗性）、両者が組み合わさった場合が考えられています。糖尿病は成因により、1型糖尿病、2型糖尿病、その他特定の型、妊娠糖尿病の4つに分かれます。インスリンが絶対的に欠乏し、インスリン治療が不可欠となるインスリン依存状態とインスリン非依存状態という、病態による分類もあります。1型糖尿病の中には、劇症1型糖尿病のように急激に発症するものや、緩徐進行型1型糖尿病のように、数年以上かけてゆっくりとインスリン依存状態になるものもあります。

血糖値が高い状態が続くと、様々な糖尿病合併症が起きています。例えば、食後の高血糖があると、血管が傷つきます。そうすると、動脈硬化が起こり、心筋梗塞、脳梗塞、末梢動脈疾患になりやすくなります［**表1**］。他にも、重度の場合には意識がなくなる糖尿病性ケトアシドーシスなどの急性合併症があります。また、すい臓がんや肝臓がん、大腸がんにもなるリスクも高まります。

糖尿病治療の目標は延命ではなく、健康寿命を延ばすことにあります。エンドオブライフ（人生の最終段階）の時期では、著しい高血糖を防止し、それに伴う脱水や急性合併症を予防する治療を優先します。最近、低血糖（血糖値70mg/dL未満、あるいは低血糖症状の出現）が心血管や認知症、交通事故のリスクを高めることがわかってきました。平均血糖を下げるだけでなく、高血糖や低血糖の変動幅を小さくする、つまり、「質のよい血糖コントロール」が求められています

表1 糖尿病合併症

分類	合併症
急性合併症	糖尿病性ケトアシドーシス、高浸透圧高血糖症候群、感染症
慢性合併症	糖尿病網膜症、糖尿病腎症、糖尿病神経障害（糖尿病の3大合併症） 動脈硬化性疾患（冠動脈疾患、脳血管障害、末梢動脈疾患） 糖尿病足病変、手の病変、歯周病、認知症

第2章ケースファイル

糖尿病患者が抱く疑問や抵抗よりコミュニケーションを考える

患者の疑問や抵抗	症例
特に、自覚症状はない	CASE 2-1
糖尿病の合併症って何？	CASE 2-2
合併症がなかなか覚えられない	CASE 2-3
別に長生きしたくない	CASE 2-4
血糖値が覚えられない	CASE 2-5
毎回、同じ指導でウンザリ	CASE 2-6
糖尿病がピンとこない	CASE 2-7
「HbA1c」って何？	CASE 2-8
私の糖尿病はどのくらい？	CASE 2-9
糖尿病のけがあるだけ	CASE 2-10

CASE 2-1

特に、自覚症状はない

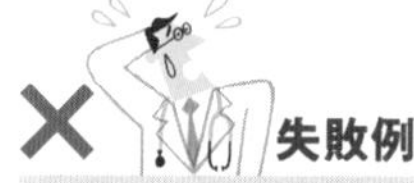

× 失敗例

Dr. また、血糖が上がっていますね。

Pt. 食事には気をつけているつもりなんですが…。

Dr. また、そんなことを言って…。ちゃんとやらないと、合併症が起こったら大変でしょ。 ◀ 医学的脅しで行動変容を強要

Pt. けど、**自覚症状も特にないし…**（言い訳）。

Dr. 糖尿病というのは自覚症状がない病気なんです。 ◀ 一方的な説明

Pt. …。

Dr. 何か自覚症状が出た時には手遅れなんですよ！ ◀ 危機感をあおる、自覚症状が手遅れの指標であると誤って説明

Pt. …。

＼こうすればうまくいく！／

高血糖キュー（手がかり）を教える

「糖尿病は自覚症状のない病気」とよく言われます。しかし、高血糖になると口渇、多飲、多尿、倦怠感などの自覚症状がみられることはよくあります。患者さんの中には、「のどがよく渇く（口渇）は乾燥しているからだ」「よく飲む（多飲）のは暑いからだ」「トイレが近い（多尿）のは水分をよくとるからだ」「疲れやすい仕事で忙しいからだ」と勘違いしている人もいます。実際、薬剤などで糖尿病治療を行って血糖コントロールが改善すると、口渇、多飲、多尿、倦怠感などの症状がなくなり、それらの症状が高血糖によって起こっていたことに気づきます。正しく言うと、「糖尿病とは症状を自覚しにくい病気」なのかもしれませんね。特に、倦怠感は高血糖と最も関係している症状のひとつです。また、最近、この倦怠感に注目して、糖尿病の療養指導を行うというアプローチが始まっています。患者さんに高血糖の症状を以下で説明する「タ行の語呂合わせ」［**表2**］を教えて、興味を持ってもらうように説明してみるといいかもしれません。

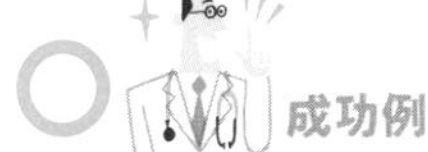

成功例

Pt. **糖尿病って「自覚症状がない病気」って聞いたんですけど…。**

Dr. よくそう言われているんですが、実はそうでもないんですよ。 ◀ 意外性を示す

Pt. えっ、どういうことですか？

Dr. 糖尿病とは血液の中の糖分、つまり血糖が異常に高くなる病気なんですが、高血糖になると、いろいろな症状が出てくるんです。

Pt. どんな症状があるんですか？

Dr. 高血糖の症状は「タ行」で覚えます。

Pt. タ行？

Dr. “タ”は「体重が減る」（体重減少）、“チ”は「近頃、のどがよく渇く」（口渇）、“ツ”は「疲れやすい」（倦怠感）です。 ◀ ひとつひとつ説明しながら、患者の表情を読み取る

Pt. 最近、疲れやすいって感じていたんですが、それは糖尿病からだったんですね。“テ”は何ですか？

Dr. “テ”は3大合併症のひとつ。神経障害の「手足のしびれ」です。

Pt. なるほど。“ト”は何ですか？

Dr. “ト”は「トイレが近い」（多尿）です。これらの症状は血糖が高くて起こる症状です。

Pt. いろいろな症状があるんですね。

Dr. そうなんです。疲れやすい人も血糖コントロールがよくなると、その症状が改善したりしますよ！ ◀ 血糖改善と症状改善の話をする

Pt. えっ、そうなんですか。頑張らないと！

＼おすすめのマジックワード／

高血糖の症状は「タ行」で覚えておくといいですよ！

表2 高血糖のタ行の語呂合わせ

タ	体重が減る	**テ**	手足のしびれ
チ	近頃、のどがよく渇く	**ト**	トイレが近い
ツ	疲れやすい		

CASE
2-2

糖尿病の合併症って何？

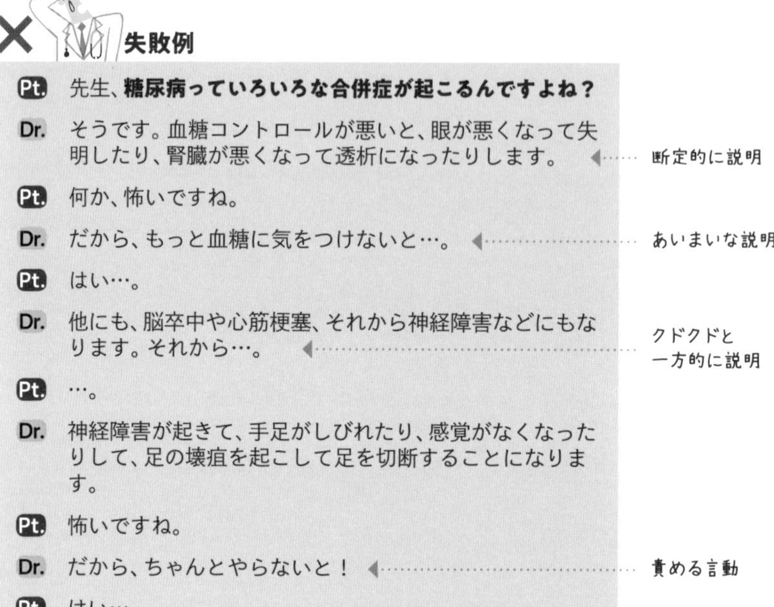

＼こうすればうまくいく！／

語呂合わせで教える

糖尿病に特徴的なのは、いわゆる「糖尿病の3大合併症」です。これは神経、眼、腎臓に細い血管が豊富にあり、高血糖で傷つきやすいからです。2型糖尿病と診断された時には既にこの3大合併症が併発している場合もあるので注意が必要です。患者さんには以下で伝える「しめじ」などの語呂合わせを用いることで楽しく説明することができます［**表3**］。3大合併症は起こる順番（神経→眼→腎臓）で説明しながら、具体的な症状や検査について補足して伝えることも大切です。

○ 成功例

Pt. 先生、**糖尿病っていろいろな合併症が起こるんですよね。**

Dr. そうですよ。糖尿病に特徴的なのが「糖尿病の3大合併症」です。

Pt. それは何ですか？

Dr. 高血糖が5年以上続くと、神経に障害が出てきます。これが神経障害で手足のしびれなどの症状が出ます。

Pt. なるほど。神経障害ですか…。

Dr. 7、8年すると眼の合併症が出る人もいます。
中には、それに気づかず失明に至る人もいます。◀……少し残念な顔をしながら話すのもポイント

Pt. それ怖いですね。他には？

Dr. 10～15年すると、腎臓の機能が落ちてくる人がいます（以下、合併症が起こる順番に教える）。

Pt. なるほど。神経障害、眼と腎臓ですね。これが「糖尿病の3大合併症ですか？

Dr. そうです。神経、眼、腎臓には細い血管が多いのですが、高血糖でこれらの細い血管が傷ついてしまいます。
いい覚え方がありますよ！◀……大事なことを言う前に前置きする

Pt. それは何ですか？

Dr. 神経障害の“し”、眼の“め”、腎臓の“じ”、と頭文字をとると「し・め・じ」になります。◀……記憶に残る「語呂合わせ」

Pt. ハハハ。「しめじ」ですね。これならすぐに覚えられそうです。

＼おすすめのマジックワード／

糖尿病の3大合併症は「しめじ」と覚えておくといいですよ！

表3 糖尿病の細小血管障害である3大合併症

- **し**　神経障害
- **め**　眼（網膜症）
- **じ**　腎臓（腎症）

CASE
2-3
合併症がなかなか覚えられない

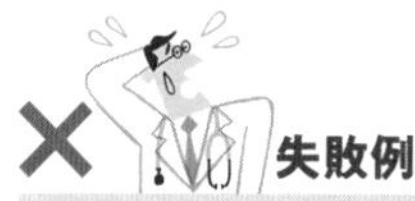

✕ 失敗例

Dr. この間、糖尿病の合併症について説明しましたが、覚えましたか？

Pt. えっと、眼が悪くなるのと…。

Dr. それから？

Pt. …透析です。**合併症がなかなか覚えられなくて…**(言い訳)。

Dr. あとは？

Pt. えっと…、きのこで覚えるということはわかっているんですが…。

Dr. …(イライラ)。

Pt. えっと…、えのきですか？

Dr. えのきじゃないです。「しめじ」でしょ！ ◀ 失敗を責める発言

Pt. そうでした。「しめじ」でした。

Dr. 神経障害、眼、腎臓の頭文字で「しめじ」。ちゃんと覚えておかないと…。 ◀ さらに失敗を責める

Pt. はい…。

Dr. 糖尿病網膜症、糖尿病腎症、糖尿病神経障害の3つが3大合併症です。いいですか。忘れないように！ ◀ 知識を伝えるだけ、患者は置いてけぼり

Pt. はい…、わかりました…。

＼こうすればうまくいく！／

繰り返し教える

人間、一度、説明されただけではなかなか覚えられないものです。繰り返し教えることが大切です。糖尿病の細小血管障害である3大合併症（神経障害、眼の合併症、腎臓の合併症）を頭文字で「し・め・じ」と覚えたら、大血管障害（壊疽、脳梗塞、虚血性心疾患）の頭文字をとって「え・の・き」で説明してみます［**表4**］。「しめじ」と「えのき」、同じきのこなので覚えやすいかもしれませんね。

〇 成功例

Dr. 前回、糖尿病の3大合併症についてお話ししましたが、いかがですか？ ◀…… わざと、開いた質問で尋ねる

Pt. 糖尿病の3大合併症ですね。えっと…。

Dr. …。 ◀…… 答えが出るまで、静かに待つ

Pt. えっと…「えのき」ですか？

Dr. 残念！「しめじ」です。

Pt. しめじですか…。

Dr. はい、しめじですね。

Pt. しめじ…。神経障害、眼、腎臓ですね。

Dr. 正解！確かに、「えっと…」と考え始めると「えのき」が出てくるかもしれませんね。

Pt. キノコだったのは覚えていたんですが…。

Dr. 糖尿病の3大合併症は「しめじ」ですが、大きな血管を傷つける合併症は「えのき」です。 ◀…… 新たな語呂合わせを紹介する

Pt. えのき？

Dr. 壊疽、脳梗塞、虚血性心疾患（狭心症、心筋梗塞）の頭文字で「え・の・き」です。

Pt. なるほど。細い血管が「しめじ」で太い血管が「えのき」ですね。

Dr. 次回もクイズを出しますので、覚えておいて下さいね。 ◀…… 次回の予告をする

＼おすすめのマジックワード／

糖尿病の合併症は「しめじ」と「えのき」です！

表4 糖尿病の大血管障害である3大合併症

● **え**	壊疽
● **の**	脳梗塞
● **き**	虚血性心疾患（狭心症、心筋梗塞）

CASE
2-4 別に長生きしたくない

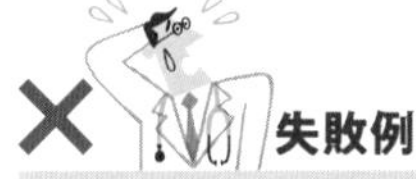

× **失敗例**

Dr. 血糖コントロールが悪いですね。もっと、食事や運動に気をつけないと…。

Pt. …。

Dr. ちゃんとしないと、長生きできませんよ！ ◀…… 危機感をあおる

Pt. 先生、私、特に**長生きしたくないんです**（言い訳）。

Dr. また、そんなことを言って…。

Pt. 家族に迷惑をかけてまで、長生きはしたくないんです。ポックリ逝ければいいんです。

Dr. そんな、ポックリ逝くわけないでしょ！合併症を起こさないように血糖コントロールをよくしておかないと！ ◀…… 理想論を提示

Pt. そうですか、糖尿病の人って短命なんでしょ。

Dr. 確かに健康な人に比べ、寿命は10年ほど短いのですが、ちゃんと血糖コントロールをしておけば、健康の人と変わらないんです。 ◀…… あいまいな説明

Pt. そうですか…。

＼こうすればうまくいく！／

糖尿病治療の目的を伝える

どんなに元気な人でも最後は元気がなくなり死を迎えます。これが一般にいう「寿命」です。それに対して、介護を必要とせず日常生活が送れる元気な時の寿命を「健康寿命」と言います。日本人の健康寿命（2016年）は、男性72.14歳、女性は74.79歳。平均寿命と健康寿命の差は男性8.84年、女性12.35年。糖尿病治療の目的は延命することではなく、健康寿命を延ばすことにあります。糖尿病治療の目的はHbA1cを下げることではありません。糖尿病と診断されたことをきっかけに自分の身体に興味を持って、健康寿命を延ばす生活習慣を身につけてもらえるといいですね［**図1**］。

成功例

Pt. 先生、私、**別に長生きはしなくていいんです**（言い訳）。

Dr. なるほど。そう言われる人もいますね。 ◀…… 受け入れる

Pt. 長生きして、家族に迷惑をかけるわけにもいかないし…。ポックリと逝ければいいんです（抵抗）。

Dr. 確かに。元気だった人も最後は元気がなくなり、死を迎えます。これが一般的に言われる「寿命」です。 ◀…… 一般的な寿命について説明

Pt. なるほど。

Dr. 今までは、この寿命を延ばすために、点滴や呼吸を助ける機械を使って少しだけ長生きさせることが行われてきました。 ◀…… 延命について説明

Pt. 延命ですね。それは嫌です。そんな風になりたくないです。

Dr. それに対して、寝たきりや認知症などで誰かの介護が必要ではなく元気な時の寿命を「健康寿命」と言います。 ◀…… 健康寿命について説明

Pt. 健康寿命？

Dr. そうです。糖尿病治療の目的はこの延命ではなく、健康寿命を延ばすことにあります。 ◀…… 目的を説明

Pt. なるほど。

Dr. ところが、ポックリ逝きたいと言う人に限って、ジックリ型の生活を送っている人もたくさんいます。

Pt. それ私です。ポックリ逝くにはどうしたいいですか？

Dr. それには…（健康寿命を延ばす方法についての説明を始める）。

＼おすすめの**マジックワード**／

糖尿病治療の目的は
延命ではなく、
健康寿命を延ばすこと

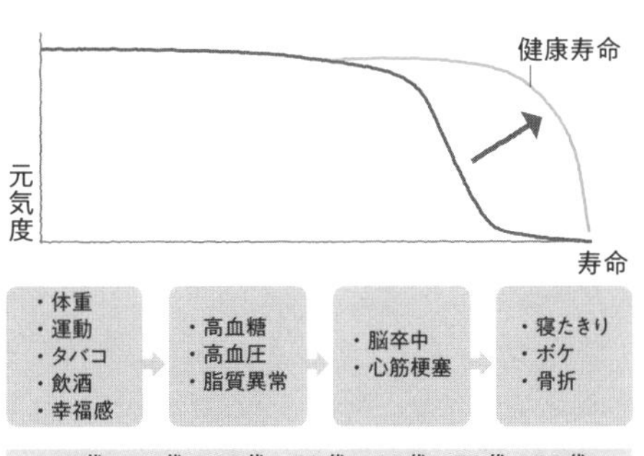

図1 あなたの健康寿命を延ばそう！

CASE
2-5 血糖値が覚えられない

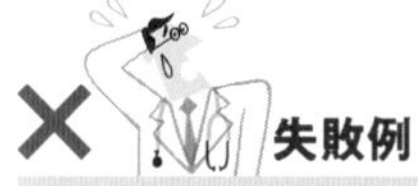

✕ 失敗例

Dr. 血糖が高いですね。 ◀ あいまいな検査結果の説明

Pt. はい。**血糖値がなかなか覚えられなくて…**(言い訳)。

Dr. 血糖値は100mg/dL未満が正常型…。

Pt. …。

Dr. 100～109mg/dLが正常高値、110～125mg/dLが境界型…。 ◀ 医学的知識を一方的に説明

Pt. …。

Dr. 126mg/dL以上が糖尿病型です。

Pt. ハア…。

Dr. ハアじゃないでしょ！この値をちゃんと覚えておかないと…。

Pt. すみません。**血糖値がなかなか覚えられなくて**(言い訳)。

Dr. 数字をちゃんと覚えて、糖尿病の治療にもっとちゃんと向き合わないと…。 ◀ 失敗を責める、クドクドと長い説明に入る

Pt. はい…、わかりました…。

＼こうすればうまくいく！／

エピソードを交えて説明する

数字を羅列するだけでは患者さんはすぐに忘れてしまいます。これを「短期記憶」と言います。暗記物の試験前に、直前に詰め込んでも試験が終わった途端に、すぐに忘れてしまったという経験をした人も多いかもしれません。それに対して、授業の合間の先生のつまらない冗談を今でも覚えていることがあります。何かのエピソードを一緒に記憶すると記憶に残りやすいことがわかっています。それを「エピソード記憶」と言います。説明を加える時に、何かエピソードを加えて説明するようにするといいかもしれません。

成功例

Pt. **血糖値がなかなか覚えられなくて…**（言い訳）。

Dr. いい方法がありますよ！ ◀ 前置きする

Pt. どんな方法ですか？

Dr. ちょっと、10円玉を出してもらえますか？ ◀ 硬貨を使用

Pt. はい、はい。10円玉ですね。

Dr. 10円玉の表に何が書いてありますか？

Pt. えっ、どちらが表ですか？こっちですか？

Dr. この建物をご存知ですか？

Pt. …。この建物は…。あっ、平等院の鳳凰堂だ！

Dr. この建物を建てたのは誰でしょう？

Pt. えっと、宮大工さんじゃないし…。

Dr. 実は、日本の歴史の中で糖尿病だったと明らかになった初めての人が平安時代の貴族の藤原道長なんです。
のどが渇く症状や、次第に眼が悪くなって、字も上手に書けなくなったこと、最後は背中にできものができて亡くなったそうです。 ◀ 糖尿病の歴史について説明

Pt. なるほど。昔から糖尿病ってあったんですね（驚いた顔）。

Dr. 次に、100円玉を出して10円玉の横に並べてみて下さい。

Pt. 100円と10円で110円ですか。

Dr. そうです。空腹時の血糖値は110mg/dL未満が正常、これを超えると予備軍、126mg/dLを超えると糖尿病、ということになります。

Pt. なるほど！（感動）

Dr. 食前の血糖が110まで、食後が140までなら、普通の人と変わらない、平等な生活が送れますよ！ ◀ 覚えやすいよう、「平等院」とかけて話す

Pt. ハハハ。それなら、私でも覚えられそうです。

＼おすすめのマジックワード／

10円玉の表の建物を建てたのは誰?

CASE
2-6 毎回、同じ指導でウンザリ

✕ 失敗例

Dr. 血糖値が高いままですね。 ◀ あいまいな検査結果の説明

Pt. …。

Dr. 食事に気をつけているんですか！

Pt. 食事には気をつけているつもりなんですが…。

Dr. 気をつけているだけではダメですね。ちゃんと実践しないと…。

Pt. はい。

Dr. 毎日、運動はしていますか！ ◀ 運動していないと決めつけ

Pt. 頑張って歩くようにはしています。

Dr. そうですか…。あと、薬は飲み忘れていませんか！ ◀ 飲み忘れがあるのではないかと決めつけ

Pt. たまに、飲み忘れることがあるんですけど…。

Dr. それは、いけませんね。飲み忘れないようにしないと！ ◀ 失敗を責める

Pt. はい…、わかりました…(**毎回、同じ指導でウンザリ**)。

＼こうすればうまくいく！／

季節に合わせた指導をする

毎回、同じ指導では患者さんもウンザリしてしまいます。患者さんも医療従事者の指導パターンにだんだん慣れてきて、「今日は怒られにきました」と最初から防衛線をはる人もいます。同じ指導を繰り返していても行動変容は起こりません。

日本は春夏秋冬があるので、季節に合わせた指導を行うことで療養指導のマンネリ化を防ぐことができます。例えば、夏なら「熱中症予防」、冬なら「インフルエンザ予防」が糖尿病の療養指導のネタになります。また、今日は何の日なども療養指導に使うことができます。ちなみに、11月14日は「世界糖尿病デー」で、インスリンを発見したバンティングの誕生日になります［**表5**］。

成功例

Pt. 昨日は東寺がブルーにライトアップされていました。あれは何ですか？

Dr. 実は昨日は「世界糖尿病デー」だったんです。 ◀ 糖尿病デーについて説明

Pt. 世界糖尿病デー？

Dr. そうなんです。11月14日は「世界糖尿病デー」なんです。

Pt. へぇー、そうなんですか。どうして、11月14日なんですか？

Dr. 11月14日はインスリンを発見したカナダ人のバンティングの生まれた日なんです。

Pt. そうなんですか。どうしてブルーなんですか？

Dr. ブルーは、国連や空のブルーみたいですね。みんなで糖尿病を克服していこうということで、ブルーの輪がシンボルマークです。

Pt. なるほど。

Dr. 11月14日ですから、0を加えると110と140になります。食前の血糖は110まで、食後の血糖は140までと覚えておいてもいいですね。 ◀ 血糖値を関連づける

Pt. ハハハ。それなら、すぐに覚えられそうです。私も糖尿病を克服していきます。

Dr. 私も頑張って応援しますよ！ ◀ 一緒に取り組む姿勢

＼おすすめのマジックワード／

11月14日は世界糖尿病デー、
インスリンを発見したバンティングの誕生日なんです！

表5 世界糖尿病デーと血糖値

11月14日	110／140 (食前の血糖／食後の血糖)

CASE
2-7
糖尿病がピンとこない

✕ 失敗例

Dr. 血糖値が高いですね。 ◀ あいまいな検査結果の説明

Pt. はい…。

Dr. はい…、じゃないでしょ。糖尿病はいろいろな合併症を起こす病気ですから、もっと気をつけないと…。 ◀ 医学的な脅し

Pt. …。

Dr. いいですか。糖尿病はインスリンというホルモンの働きが悪くなって、血糖値が上がる病気なんです。 ◀ 難しい医学的な説明

Pt. …？

Dr. そして、HbA1cが高くなるといろいろな合併症が起こるんです。 ◀ あいまいな合併症の説明

Pt. …？

Dr. ちゃんと、わかっているんですか！

Pt. そう言われても…。**「糖尿病」って言われても、ピンとこなくて…**（言い訳）。

Dr. そんなことを言って、糖尿病ともっとちゃんと向き合わないと…。 ◀ 理想論を提示、あいまいな指導

Pt. はい…。

＼こうすればうまくいく！／

硬貨を効果的に使う

糖尿病は自覚症状がないので患者さんにとってはピンとこない病気のひとつです。糖尿病は別名「血管の病気」と言われています。それは高血糖が細小血管障害と大血管障害の両方の合併症を起こすからです。しかし、教科書的にのっているのを棒読みして糖尿病について説明しても、ポカンとした顔をする患者さんがいるのも事実です。

その場合には、以下でお伝えするように硬貨やシャープペンなど身近にあるものを用いて糖尿病が「血管の病気」であることを患者さんにわかりやすく説明してみるのも一法です。身近なものを使うのがポイントになります。

成功例

Pt. **糖尿病って、ピンとこない病気ですね**(言い訳)。

Dr. 確かに、症状がないとピンとこないですね。 ◀ 患者の言葉を受け入れる

Pt. そうなんです。

Dr. 500円玉を出してもらえますか？ ◀ 身近な物を用いる

Pt. えっと、あるかな…。あった。

Dr. 心臓から出る大きな血管の太さが500円玉の大きさとほぼ同じです。

Pt. えっ、そうなんですか(驚いた顔)。

Dr. 次に、50円玉を出してもらえますか？

Pt. 50円玉ですね。あった！

Dr. 50円玉の穴の大きさを見て下さい。この穴の大きさが脳の血管の太さと同じくらいです。

Pt. なるほど。

Dr. 大きな血管から、中ぐらいの血管に、そして、さらに細くなります。次に、シャープペンを出してもらえますか？

Pt. はい。

Dr. これは0.5mmの芯ですが、細いシャープペンの芯は0.3㎜です。これより細い血管もやられるのが糖尿病合併症の特徴なんです。 ◀ 「細小血管障害」について説明

Pt. なるほど。

Dr. 全身に血管はあります。だから、頭のてっぺんから足の先まで、いろいろな合併症があるんです。

Pt. なるほど。よくわかりました(納得した顔)。

＼おすすめのマジックワード／

糖尿病は血管の病気。
だから、頭から足の先まで、いろいろな合併症が起きるんですよ！

CASE 2-8

「HbA1c」って何？

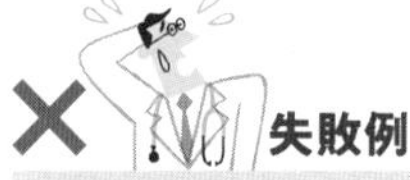

✕ 失敗例

Pt. 採血の結果はどうでしたか…？

Dr. HbA1cが高いですね。 ◀ 患者の不安を無視し、あいまいな検査結果の説明

Pt. はい…。

Dr. 8%を超えているじゃないですか！ ◀ 結果を重視

Pt. はい…。

Dr. 「はい」じゃないでしょ！この値をちゃんと覚えておかないと…。 ◀ 失敗を責める

Pt. はい。**ヘモグロビンでしたっけ…**（言い訳）。

Dr. ヘモグロビンではありません。ヘモグロビンエーワンシー（HbA1c）です。これを7%以下にするのが目標です。 ◀ 理想論を提示

Pt. はい…。

Dr. 食事に気をつけていますか！

Pt. 最近、食べる機会が多くて…（抵抗）。

Dr. 8%を超えると、かなり悪いので合併症になるリスクが高まります。食事と運動に気をつけて血糖が下がるように気をつけなさい。 ◀ 危機感をあおる

Pt. はい、わかりました…。

＼こうすればうまくいく！／

HbA1cを体温に例える

検査の値は、ALT、TGなどアルファベットで書かれていることが多く、患者さんにとってはわかりにくいものです。長年、糖尿病で通院している患者さんでもHbA1cについてよくわかっていない人もいます。HbA1cに30を足すと、6.5までは正常、7を超えると微熱、8を超えると高熱など、ちょうど体温に例えることができます。また、「過去1、2か月間の血糖コントロール」といってもなかなか伝わらない場合には、イラストを描いて説明してみるのも一案です［**図2**］。

成功例

Pt. 今日の結果はどうでしたか？

Dr. 少し、心配でしたか。 ◀ 患者の表情から汲み取る、理解を示す

Pt. はい。最近、暴飲暴食気味で…。

Dr. そうでしたか。過去1、2か月間の血糖コントロールの指標であるHbA1cが前回の7.6%から8.2%へ、0.6%も増加していたので、私も何かあったのかと思いました。 ◀ 心配する

Pt. やっぱり…。**これ（HbA1c値）がなかなか覚えられなくて…**（言い訳）。

Dr. いい覚え方がありますよ！ ◀ 前置きをする

Pt. それはどんな方法ですか？

Dr. HbA1cの値に30を足してみて下さい。何かの数字によく似ていると思いませんか？ ◀ 体温に例える

Pt. あっ、体温だ！（驚いた顔）

Dr. そうです。6.5までは正常、7を超えると微熱、8を超えると高熱なんて覚えておいてもいいですね。

Pt. それ、いいですね。このヘモグロビンエーワンシー（HbA1c）がなかなか覚えられないんです。過去1、2か月でしたっけ…。

Dr. そうです。1cなんで過去1、2か月間のコントロールの指標なんて覚えておいてもいいですね。 ◀ 覚えるコツについて説明

Pt. それなら、私でも覚えられそうです！

＼おすすめのマジックワード／

HbA1cに30を足すと、ちょうど体温みたいになりますね！

6.5%	→	36.5℃（正常）
7.0%	→	37.0℃（微熱）
8.0%	→	38.0℃（高熱）
9.0%	→	39.0℃（高熱）
10.0%	→	40.0℃（高熱）

図2 HbA1cを体温に例えると…

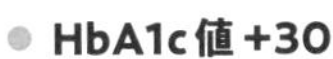

● HbA1c値＋30

※ HbA1ｃ値は、過去1～2か月の血糖コントロールの指標

2 糖尿病の理解を深める

CASE
2-9
私の糖尿病はどのくらい？

✕ 失敗例

Dr.	特に、変わりはありませんか？	早く終わりたい時の決まり文句
Pt.	特に、変わりはありません。	
Dr.	それはよかったです。	
Pt.	ところで、**私の糖尿病はどのくらい悪いんですか？**	
Dr.	HbA1cは7%前後ですから、そんなに悪くはないです。	
Pt.	そうですか。それはよかった。	
Dr.	「よかった」じゃありませんよ。糖尿病という病気はいろいろな合併症を起こす病気です。	ダメ出し、危機感をあおる
Pt.	はい…。	
Dr.	悪くないからと安心して暴飲暴食をしてはいけませんよ。	あいまいな指導
Pt.	はい…。	
Dr.	それと、毎日、運動は必ずするように。	理想論の提示
Pt.	はい…。	
Dr.	あと、薬も飲み忘れないようにして下さい。	一般論
Pt.	はい…(そんなに悪くないのなら、厳格にやらなくてもいいかな)。	

＼こうすればうまくいく！／

糖尿病の状態を“見える化”する

糖尿病の状態を「見える化」すると、患者さんの理解が進むかもしれません。糖尿病を「駅」に例えると、「正常駅（1）」「予備軍駅（2、3）」「糖尿病駅（4、5）」「合併症駅（6、7）」になります［**図3**］。まずは、患者さんに自分の位置がどこにあるかを尋ねて、患者さんの認識を確認します。次に、今の状態を説明します。糖尿病という病気は、電車のように一方向に進むだけでなく、バックする人もいます。中には、急行のように一気に進む人もいます。糖尿病の状態は変わることを説明することで、検査値に興味を持ってもらいましょう。

成功例

Pt. ところで、**私の糖尿病はどのくらい悪いんですか？**

Dr. 今の状態を知っておくことは大切ですね。

Pt. そうなんです。どのくらい進んでいるかが心配で…。

Dr. 確かに、そうですね。糖尿病を駅に例えて、理解しておくといいですよ。 ◀ 糖尿病を駅に例える

Pt. 駅に例える？（驚く）

Dr. そうです。糖尿病を駅に例えると、「正常駅(1)」「予備軍駅(2、3)」「糖尿病駅(4、5)」「合併症駅(6、7)」になります。

Pt. なるほど（驚く）。

Dr. Aさんは、今、どのあたりにいると思いますか？

Pt. 「合併症駅(6)」ですか？

Dr. いえいえ、まだ、糖尿病の3大合併症は起こっていませんから、合併症駅の手前の糖尿病駅(5)になります。まだ、合併症は起こっていませんが、将来はどうなるかわかりません。 ◀ 今の状態について説明

Pt. なるほど。合併症が起きないように気をつけないといけませんね。

＼おすすめのマジックワード／

糖尿病を駅に例えると、今、どのあたりにいると思いますか?

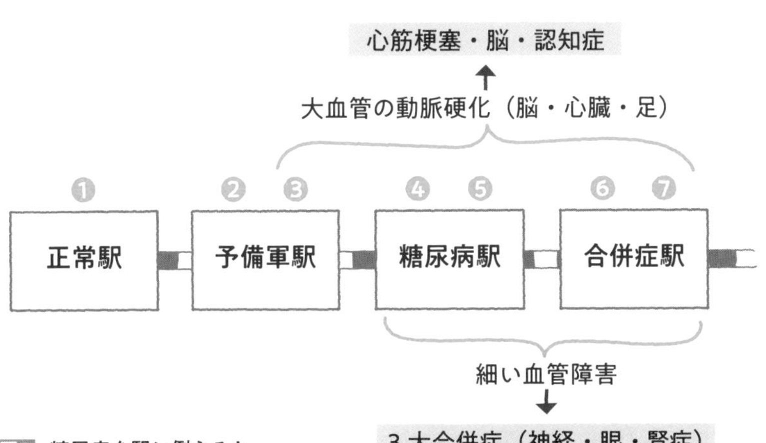

図3 糖尿病を駅に例えると…

CASE
2-10 糖尿病のけがあるだけ

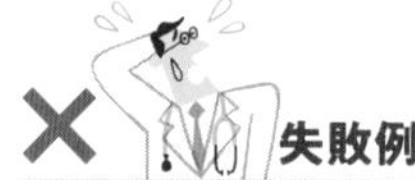

✕ 失敗例

Pt. （健診結果を持ってきて）私は、糖尿病ですか？

Dr. いえ、血糖は少し高いですが、糖尿病ではありません。 ◀……結果を重視、糖尿病でないと断定する

Pt. そうですか。今、薬を飲む必要はありますか？

Dr. 薬を飲むほど、血糖値は高くありません。

Pt. そうですか。安心しました。

Dr. いいですか。糖尿病というのは、失明したり、透析になったりする怖い病気です。今は薬を飲む必要はありませんが、糖尿病にならないように食事と運動に気をつけるようにしなさい。 ◀……危機感をあおるが、薬を飲まなくてもよいと断定する

Pt. はい…。**糖尿病のけがあるだけですね**（言い訳）。

Dr. 健診で高くなるようなら、また、受診して下さい。

Pt. はい、わかりました（薬も飲まなくていいぐらいの血糖値なら、食事や運動療法はまだしなくていいか…）。

＼こうすればうまくいく！／

安易に危機感を取り除かない

人間は危機感があると、行動変容するメリットとデメリットをはかりにかけ、メリットがデメリットを上回れば、行動変容に移ろうとします。しかし、糖尿病予備軍の人に「まだ、糖尿病ではありません」「薬を飲む必要はありません」と説明してしまうと、危機感がなくなり、糖尿病予備軍に向けての行動変容をしなくなります。糖尿病予備軍の頃から、心筋梗塞や脳梗塞の原因となる動脈硬化が既に始まっています。糖尿病予備軍は糖尿病の一歩手前であることを告げて、糖尿病予防に向けての作戦を一緒に練ることができるといいですね。

成功例

Pt. （健診結果を持ってきて）私は糖尿病ですか？

Dr. 少し見せてもらえますか…。 ◀ じっくりと検査結果を読む

Pt. …。

Dr. なるほど。糖尿病にはなっていませんが、糖尿病の一歩手前の状態ですね。 ◀ 糖尿病の一歩手前であることを伝える

Pt. 糖尿病の一歩手前ですか…。

Dr. そうです。糖尿病の一歩手前の状態です。実は、糖尿病予備軍の頃から、心筋梗塞や脳梗塞などの動脈硬化は進み始めています。 ◀ 予備軍の危険性について説明

Pt. えっ、そうなんですか!! 知らなかった。糖尿病にならないために、どんなことに気をつけたらいいですか？

Dr. 糖尿病を予防するには5つのポイントがあります。 ◀ 前置きする

Pt. 5つのポイント？

Dr. そうです。まずひとつめは…（表6の5つのポイントについての話を始める）。 ◀ 5つのポイントについて説明する

＼おすすめのマジックワード／

今は、糖尿病の一歩手前の状態です

表6 糖尿病を予防する5つのポイント

1. 減量する
2. 運動する
3. たっぷり野菜を食べる（1日5皿が目標）
4. 節酒する
5. 禁煙する

COLUMN
コラム

糖尿病警察

糖尿病治療の目標は、「健康な人と変わらない日常生活の質（QOL）の維持」「健康な人と変わらない寿命の確保」になります。

そのため、医療従事者は糖尿病患者さんと信頼関係を作りながら、糖尿病と上手に付き合っていけるように、糖尿病を自己管理する潜在的な能力を引き出し、治療に生かせるように援助します。

逆に、家族が厳しく取り締まると、隠れ食いをしたりする患者さんがいます。

糖尿病の家族が患者さんを取り締まることを「糖尿病警察」と呼んでいます。

「また、食べているの！」と取り締まる言葉ではなく、「頑張っているわね。いつまでも健康にいてね」という励ましの言葉をかけることができるといいですね。

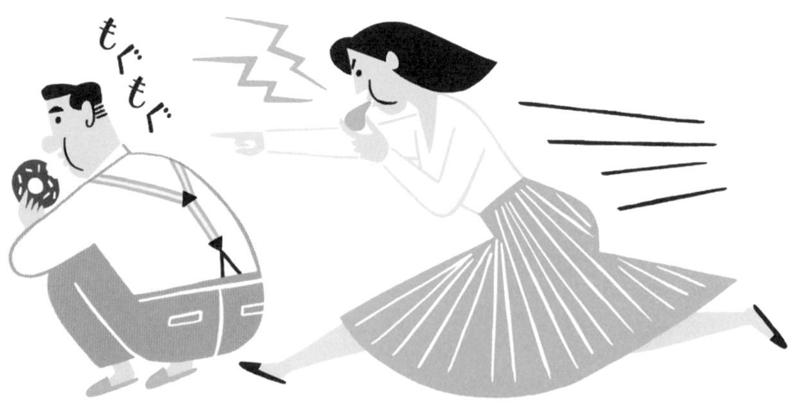

第3章

糖尿病療養指導
体重管理編

肥満者の言い訳

肥満は、摂取エネルギーと消費エネルギーのアンバランスを特徴とするエネルギー代謝異常です。［**図1**］この余分なエネルギーは、脂肪組織に蓄積されます。脂肪組織に、エネルギー源である中性脂肪が過剰に蓄積された状態が肥満という状態です。

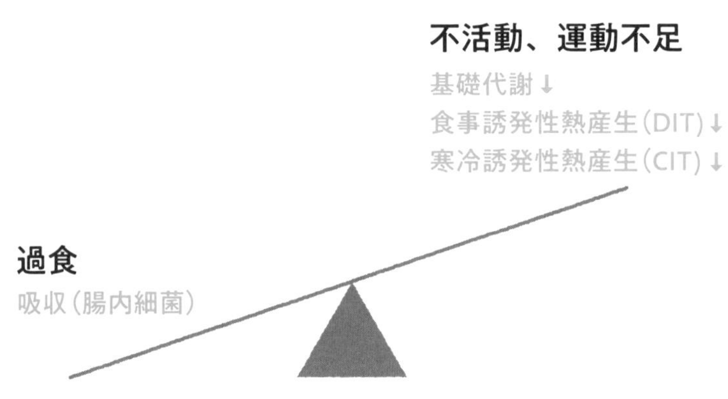

図1 肥満はエネルギー代謝異常

この体脂肪量を簡便に正確に測定する方法がないので、肥満の判定にはBMI（Body Mass Index）が用いられています。日本ではBMI 25以上を肥満と判定しています。一方、肥満になると様々な健康障害を併発します。耐糖能障害、脂質異常症、高血圧、高尿酸血症・痛風、冠動脈疾患、脳梗塞、脂肪肝、月経異常及び妊娠合併症、睡眠時無呼吸症候群・肥満低換気症候群、整形外科的疾患、肥満関連腎臓病など肥満と強く関連する病気があります。肥満に、これらの健康障害が加わると「肥満症」と診断され、医学的な治療の対象となります。

疾患により、減量目標は若干異なりますが、肥満体重の5％の減量で血糖や脂質などの代謝異常は有意に改善します。しかし、「痩せれば、健康になりますよ」と説明しても、患者さんは「水を飲んでも太る」など、いろいろな言い訳をします。肥満者の言い訳を変化ステージ別にみてみましょう。「水を飲んでも太る」「家族もみんな太っている」など自分の努力や生活習慣でなく、体質のせいにしているのは前熟考期なのかもしれません。それに対して「ダイエットの仕方はわかっている」「やる気スイッチが入らない」などは、ダイエットするかしないかを考えている熟考期です。「意志が弱い」「ダイエットが3日坊主になる」などは、ダイエットを始めているが続かない準備期になります。肥満者から言い訳が出た時は今の指導方法を変えるチャンスです。読者の皆さんならどんなアプローチをされますか？

第3章ケースファイル

体重管理に関する肥満者の言い訳よりコミュニケーションを考える

変化ステージ	肥満者の言い訳	症例
前熟考期	水を飲んでも太る	CASE 3-1
	食事や運動は変えられない	CASE 3-2
	固太りだ	CASE 3-3
熟考期	そんなに食べていない	CASE 3-4
	ダイエットの仕方はわかっている	CASE 3-5
	やる気スイッチが入らない	CASE 3-6
準備期	意志が弱いんです	CASE 3-7
	ダイエットが3日坊主になる	CASE 3-8
	夏場に太る	CASE 3-9
	旅行に行くと体重が増える	CASE 3-10

CASE 3-1

水を飲んでも太る

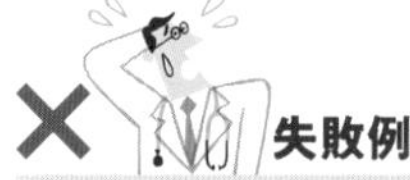

× 失敗例

Dr. また、体重が増えていますね。

Pt. 食事には気をつけているつもりなんですが…。

Dr. 気をつけているだけじゃだめなんです。実際にやらないと…。

Pt. はい。

Dr. もっと食事に気をつけないと…。 ◀ 食事の努力を認めず、結果のみ重視

Pt. 先生、**私は水を飲んでも太る体質なんです**（言い訳）。

Dr. 水にはカロリーはありませんから、太るわけがないでしょ！ ◀ 頭から否定

Pt. はい…。

Dr. 水以外に何か他のものを食べているんじゃないですか！ ◀ 他の物を食べていると疑う発言

＼こうすればうまくいく！／

患者の気持ちに共感する

患者さんは自分なりに食事には気をつけているのですが、体重が思ったようには減ってくれません。生理学的に「水はカロリーがないので、太るはずはない」と頭から否定しても、患者さんは納得されません。私の気持ちをわかってくれないと信頼関係が壊れてしまうことも。

まずは、「水を飲んでも太る気持ちがする」、すなわち、「何を食べても痩せない」という気持ちを汲んであげましょう。海外では肥満者に食前に水を飲むことが勧められています。最近では小児の肥満予防としても活用が期待されています。その効用は大きく分けると3つ［**表1**］。肥満者は早食いなので、よく噛まずにお茶などの水分で流し込んでいることが多い。水をとりすぎてはいけない人には禁忌ですが、試してみる価値がある方法かもしれませんね。

〇 成功例

Pt. 先生、**私は水を飲んでも太る体質なんです**(言い訳)。

Dr. なるほど。水はカロリーがないはずなんですが、何を食べても太るような気がするんですね。 ◀ 患者の気持ちに共感

Pt. そうなんです。自分なりには頑張っているつもりなんですが…。

Dr. どんなことに気をつけておられますか？

Pt. 野菜を先に食べるようにして、夜の白い米粒は食べないようにして…。

Dr. それは頑張っておられますね。 ◀ 患者の食事に対する意識をほめる
ところで、太りやすい人は早食いなのでよく噛まずに飲み込もうとするので途中でむせやすくて、食事の途中でお茶など水分をよくとります。 ◀ 患者の行動パターンを推測し具体的なアドバイス

Pt. それ私です。若い頃から早食いなので…。

Dr. それなら、減量を助ける上手な水の飲み方がありますよ！ ◀ 前置きをする

Pt. それはどんな方法なのですか？

Dr. 水には3つの効用があります。

Pt. それは何ですか？

Dr. 1つ目は水を飲むことで甘い飲み物が減ります。2つ目は食前に水を飲むことで胃が膨張するので食べ過ぎを防ぎます。3つ目は水を飲むと身体の中で体温まで温められるので身体からエネルギーを奪います。 ◀ 水の効用について説明

Pt. なるほど。これからは食事中ではなく食前に水を飲んで食べ過ぎないようにしてみます。

＼おすすめのマジックワード／

減量を助ける上手な水の飲み方がありますよ！

表1 減量を助ける上手な水の飲み方

- 甘い飲み物の代わりに水を利用することでカロリーダウン
- 食前に水を飲むことで、胃が膨張し、早めの満腹感が得られる
- 水を飲むことにより熱産生が起こり、減量を促進する(飲水誘発熱産生)

CASE
3-2
食事や運動は変えられない

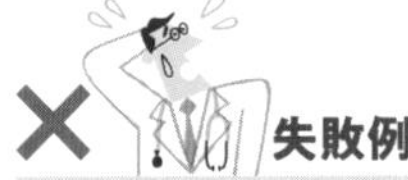

✕ 失敗例

Dr. もっと体重を減らさないと…。

Pt. はい。それはわかっているんですが…。

Dr. それなら、実行しないと…。 ◀…… ダメ出し

Pt. 仕事が忙しくて、**食事や運動は変えられません**（言い訳）。

Dr. そんなことを言っていると、合併症が起きますよ！ ◀…… 医学的脅しで行動変容を迫る発言

Pt. はい。そんなことはわかっているんですが…。食事や運動を変えるのはなかなか…（抵抗）。

Dr. そんなことを言わずに、何かできることはありませんか？ ◀…… 弱気な指導

Pt. いや、できることがあればやっています。

Dr. そうですか…。

＼こうすればうまくいく！／

睡眠の質から改善する

仕事や家事の関係から、食事や運動が変えられないと思い込んでいる人は多いですね。そういった人は睡眠の質を改善することで食事に対する好影響が期待されます。平日は仕事で帰宅が遅くなり、夜遅い食事やドカ食いが続いて風呂にも入らず寝落ち。その不足を補うために、土日は9時間以上寝ている場合には「睡眠負債」が疑われます。睡眠不足になると、満腹ホルモンであるレプチンが減る一方で、摂食ホルモンであるグレリンが増加し、食欲が出る太りやすいホルモン環境になります［**図2**］。興味深いことに、睡眠不足になると甘いものや塩辛いものが食べたくなります。その結果、肥満や高血圧が助長されるのです。まずは、睡眠の質の改善から始めることを提案してみるのも一法です。

〇 成功例

Pt. 今は仕事が忙しくて、**食事や運動を変えるのはなかなか…**（言い訳）。

Dr. それは大変ですね。体調の方は大丈夫ですか？ ◀…… 心配する

Pt. 朝とか疲れがたまっていて…。

Dr. 休みの日はどうされていますか？ ◀…… 睡眠負債の確認

Pt. 昼まで寝ていることが多いです。

Dr. そうすると、平日は睡眠不足で休日にそれを補っているのかもしれませんね。

Pt. けど、寝だめはできないんですよね。

Dr. そうなんです。平日の睡眠をいかによくするかがポイントです。睡眠不足になると、血圧や血糖が上がるだけでなく、食欲を亢進させるホルモンが出ることがわかっています。 ◀…… 睡眠不足と食欲の関係について説明

Pt. えっ、そうなんですか！（驚く）

Dr. そうなんです。仕事の関係などで食事や運動を変えるのが今すぐにはできそうもない人には睡眠の質の改善からお勧めしています。

Pt. それを是非、聞きたいです。どんな風にするんですか？

Dr. まずは…（図2の睡眠衛生の指導に移る）。 ◀…… 睡眠衛生について説明

＼おすすめの**マジックワード**／

まずは、痩せるために睡眠の質をよくしてみませんか?

図2 睡眠衛生（睡眠不足と肥満の関係）

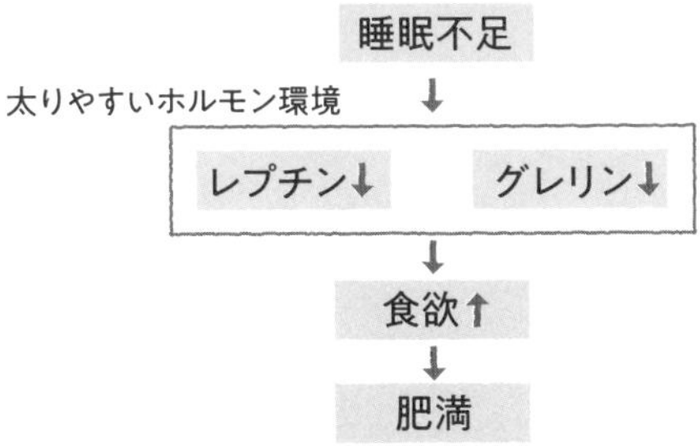

CASE 3-3 固太りだ

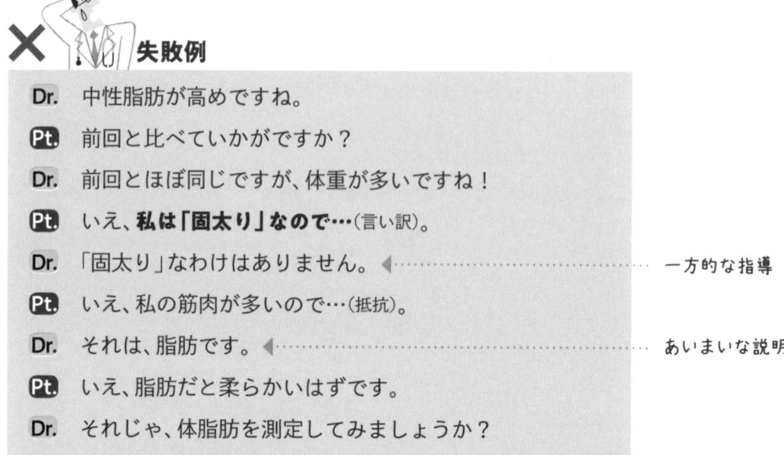

× 失敗例

Dr. 中性脂肪が高めですね。

Pt. 前回と比べていかがですか？

Dr. 前回とほぼ同じですが、体重が多いですね！

Pt. いえ、**私は「固太り」なので…**(言い訳)。

Dr. 「固太り」なわけはありません。 ◀……… 一方的な指導

Pt. いえ、私の筋肉が多いので…(抵抗)。

Dr. それは、脂肪です。 ◀……… あいまいな説明

Pt. いえ、脂肪だと柔らかいはずです。

Dr. それじゃ、体脂肪を測定してみましょうか？

Pt. (機械で測定)この機械、おかしいんじゃないですか…。

Dr. そんなことはありませんよ。筋肉が多いわけじゃなくて、脂肪が多いんです。 ◀……… あいまいな指導

Pt. そうですか…。

＼こうすればうまくいく！／

言葉で説明するだけでなく、認知を修正する

言葉による説明だけでは、納得しない人も多いものです。女性の脂肪はポッチャリとして脂肪をつまむと柔らかいのですが、それに対して俗に「固太り」と呼ばれる状態があります。これは脂肪細胞が大きくなって固くなっている状態を指しているのですが、筋肉が多いと勘違いしている人も少なくありません。外来で見ていると昔はスポーツマンだった人が多いような気がします。筋肉ではなく、脂肪細胞が大きくなってパンパンに張っていることをイメージしてもらい、認知の修正を図ることが大切です。

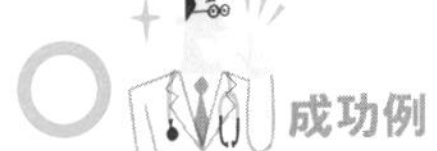

成功例

Pt. **私は、固太りなのでなかなか痩せなくて…**（言い訳）。

Dr. そうですか。昔は何かスポーツをされていたんですか？ ◀…… 過去のスポーツ歴を確認

Pt. ラグビーをしていました。

Dr. そうでしたか。いい筋肉をしておられますから、何かやっておられたのかと思いました。

Pt. そうなんです。固太りなのでなかなか痩せなくて…。

Dr. 昔は脂肪率はどのくらいだったんですか？ ◀…… 体脂肪率について説明

Pt. 10%前後でした。

Dr. 今はどのくらいですかね？

Pt. 最近は測っていないので、少し落ちていると思います。

Dr. そうですか。大人の脂肪細胞の大きさは70〜90μm（直径）くらいですが、食べ過ぎると脂肪細胞も大きくなります。大きくなると、脂肪細胞がパンパンになって固くなります。◀…… 図3のイラストを描きながら説明する

Pt. えっ、そうなんですか。固太りというのは筋肉太りだと思っていました（驚き）。

Dr. 確かに、そう誤解している人も多いですね。それに…。

Pt. それに？

Dr. 脂肪細胞が大きくなるのにも限界（約130μmまで）があるみたいで、体格指数のBMIが28を超えると、新しい脂肪細胞ができます。それ以上、食べ過ぎると脂肪細胞の数が増えるようですよ。

Pt. えっ、そうなんですか。大人になったら、脂肪細胞の数は増えないと思っていました。

＼おすすめのマジックワード／

固太りとは、脂肪細胞が大きくなった証拠です！

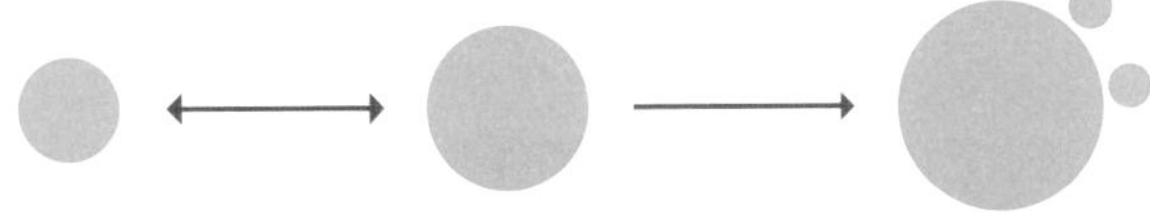

図3 脂肪細胞の大きさの変化

CASE
3-4 そんなに食べていない

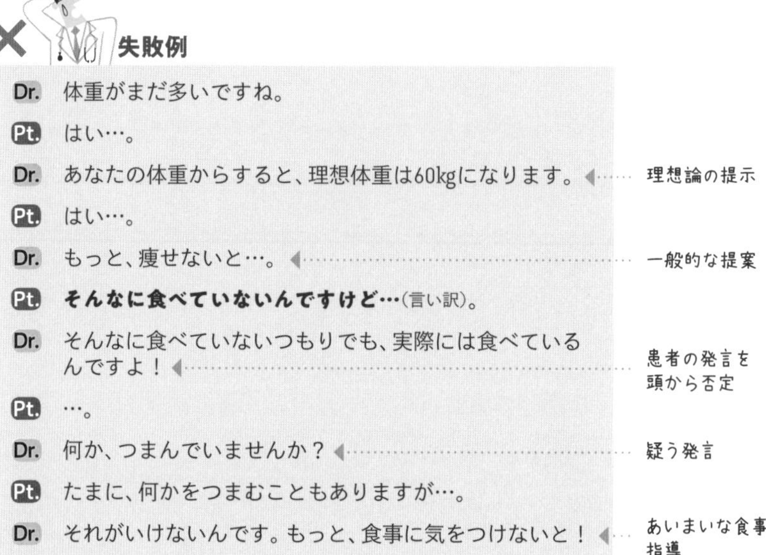

＼こうすればうまくいく！／

何と比較しているかを明らかにする

「そんなに食べていない」という患者さんの心理は何でしょうか。「そんなに食べていない」という言葉の前に、「○○と比べて」という比較が隠されています。「若い頃と比べて」「よく食事に行く友人と比べて」、中には「旦那と比較して」という人もいます。何と比較しているかを明らかにすることが大切です［**表2**］。その後で、その人に合った減量法を一緒に探すことができるといいですね。

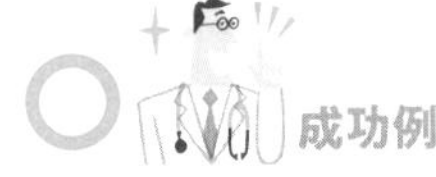

成功例

Pt. **そんなに食べていないのに、太るんです**（言い訳）。

Dr. 確かに、そう言われる人がいますね。昔はどうだったのですか？ ◀…… 過去との比較

Pt. 若い頃に比べたら、半分くらいになっています。

Dr. そうですか。そうすると、若い頃よりも食事量は減っているということですね。

Pt. そうなんです。一緒に食事に行く友人なんか、私よりもずっと食べるのに…。

Dr. なるほど。

Pt. それに、旦那も私よりも食べるのに全然太っていないんです。

Dr. なるほど。それなら、そんなに食べていないのに太るのが納得いかないわけですね。 ◀…… 患者の気持ちを代弁

Pt. そうなんです。何か痩せる食べ物はありませんか？

Dr. これを食べれば痩せるという食べ物はありませんけど、そんなに食べていないと思っている人でも痩せるコツがありますよ！ ◀…… 前置きする

Pt. それはどんなコツですか？

Dr. まずは、いつ、何を食べているかを知ることです。いつ、何を食べているかを教えてもらえますか？（ある日の1日の食事パターンを尋ねる） ◀…… ある日の1日について質問

Pt. えっと、朝は…（1日の食事パターンを答える）。

＼おすすめのマジックワード／

そんなに食べていないと思っている人でも痩せるコツがありますよ！

表2 何と比較

【何と比較して？】

- 若い頃と比較して
- よく食事に行く知り合いと比較して
- 夫（妻）と比較して
- 子どもと比較して

CASE 3-5 ダイエットの仕方はわかっている

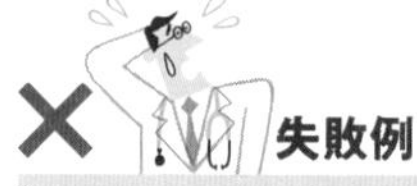

✕ 失敗例

Dr. 血糖が高いですね。それに、中性脂肪や肝機能も。体重を減らさないといけませんよ！ ◀ 一方的な説明

Pt. はい…。痩せたいとは思っているんですが…。

Dr. 痩せたいと思っているだけではダメなんです。ちゃんと、ダイエットしないと！ ◀ ダメ出し、あいまいな指導

Pt. はい…。

Dr. 3食を規則正しく、バランスよく食べて…。 ◀ 一般的なことをくどくどと説明する

Pt. …。

Dr. わかりましたか？

Pt. はい。食事を減らせばいいんでしょ。
今までダイエットは何回もしてきたので、**ダイエットの方法はよくわかっています**（また、同じ説明か…）。

Dr. それなら、すぐに実践しなさい。

Pt. はい…、わかりました…。

＼こうすればうまくいく！／

過去のダイエット歴を確認する

ダイエット経験者にとって、一般的なダイエット方法を再度説明されるとウンザリしてしまいます。中には、「何も新しいことを得られなかった」と残念がる人もいます。ダイエット方法を指導する前に、過去のダイエット法を確認しておくことが大切です。個人によって成功するダイエット法は異なります。そして、減量モードと維持モードに分けて、今度はリバウンドしないダイエット法について提案できるとよいでしょう。

○ 成功例

Dr. ダイエットの方はいかがですか？

Pt. **今までダイエットは何回もしてきたので、ダイエットの仕方はよくわかっています**（言い訳）。

Dr. それはよかったです。具体的にはどんなダイエットを試されましたか？ ◀ ダイエット歴を確認

Pt. えっと、糖質制限ダイエットでしょ。それから…（今まで、試してきたダイエット法をあげる）。

Dr. なるほど。その中で効果があったのは？ ◀ 効果を確認

Pt. …（効果があったダイエット法を答える）。

Dr. なるほど。ダイエットに成功した後に、リバウンドした理由はわかりますか？ ◀ リバウンドの原因を確認

Pt. 短期的にはできるんですけど、続けることがなかなかできなくて…（抵抗）。

Dr. なるほど。今度はリバウンドしないダイエット法に挑戦しませんか！ ◀ 一緒に取り組む姿勢を見せる

Pt. それはどんなダイエット方法ですか？

Dr. まずは、「減量モード」と「維持モード」に分けて考えます。減量に成功するのは大切なのですが、維持することはもっと大切です。 ◀ 維持することの重要性について説明

Pt. 「減量モード」と「維持モード」に分ける？

Dr. そうです。減量するのは大丈夫かと思いますが、維持するにはコツがいります。

Pt. それはどんなコツですか？

Dr. それは…（コツについて話が始まる）。 ◀ コツについて説明

＼おすすめのマジックワード／

今度はリバウンドしないダイエット法に挑戦しませんか！

CASE 3-6 やる気スイッチが入らない

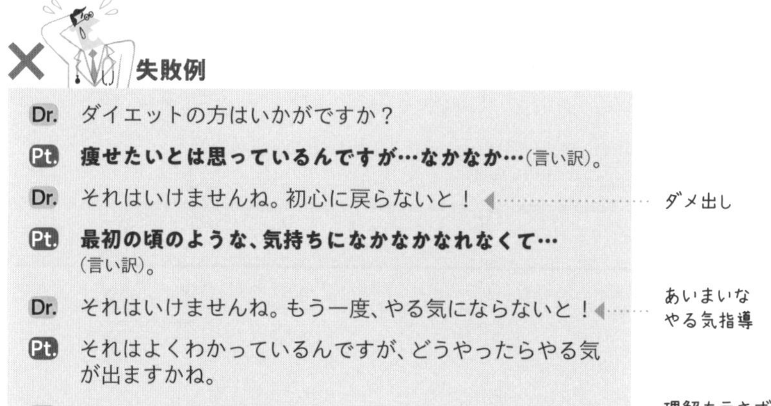

✕ 失敗例

Dr. ダイエットの方はいかがですか？

Pt. **痩せたいとは思っているんですが…なかなか…**(言い訳)。

Dr. それはいけませんね。初心に戻らないと！ ◀ ダメ出し

Pt. **最初の頃のような、気持ちになかなかなれなくて…**(言い訳)。

Dr. それはいけませんね。もう一度、やる気にならないと！ ◀ あいまいなやる気指導

Pt. それはよくわかっているんですが、どうやったらやる気が出ますかね。

Dr. そんなことは、自分で考えなさい。 ◀ 理解を示さず突き放す

Pt. はい…。わかりました…。

＼こうすればうまくいく！／

体重増加を体感させた後に、痩せた結果をイメージさせる

人間は何か危機感があると、行動するメリットとデメリットを天秤にかけます。そして、メリットがデメリットを上回ると行動を開始します。肥満者に対しては体重増加をどうやって体感させるかがポイントとなります。そこで、3kgの体脂肪モデルを使うとインパクトがあります。体重増加が生活習慣病の悪化を招くだけでなく、膝や腰への負担となっていることに気づいてもらいます。

次に、「いつか痩せたい」とあいまいに思っているだけではやる気は起きません。減量に成功したら、どんないいことが起きるかを想像してもらうことで痩せる気持ちが高まります［**表3**］。

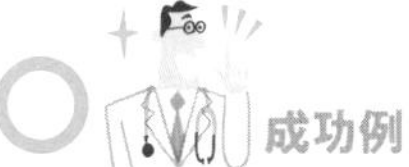

成功例

Pt. **痩せたいとは思っているんですが、なかなか…。やる気スイッチが入らないんです**(言い訳)。

Dr. そうですか。20歳から体重は何kgくらい変わりましたか？ ◀ 20歳からの体重変化について質問

Pt. そうですね。15kgぐらい増えたと思います。

Dr. ここに3kgの体脂肪モデルがあります。大きさも重さも3kgです。 ◀ 体脂肪モデルを使用

Pt. ということは、これが5個分(15kg)ついたということですか…。

Dr. そうですね。ちょっと、持ってみますか？

Pt. えっ、こんなに重いんですね。膝が痛くなるのも当然ですね。やっぱり、痩せないと…(驚く)。

Dr. 痩せると、どんないいことが起こると思いますか？ ◀ 減量に成功した後の自分をイメージしてもらう

Pt. そうですね。今まで入らなかった服が入ると思いますし…。

Dr. それから？

Pt. もちろん、血糖も改善すると思います。

Dr. 血糖だけでなく、減量に成功すると中性脂肪や肝機能も改善すると思いますよ。そうなると、薬の数も減るかもしれませんよ。 ◀ 検査値の改善について説明

Pt. そうですか。そうなったら嬉しいです。

Dr. 家族や周りの人の反応はいかがでしょう？ ◀ 周囲の反応についても提案

Pt. 「かっこよくなったね」、「どうやって痩せたの？」なんて言われたりして…。

＼おすすめのマジックワード／

痩せるとどんないいことが起こると思いますか?

表3 減量目的の確認のコツ

分類	患者の言葉の例
体型の改善	痩せていた頃の服が入る、姿勢がよくなる
検査値の改善	血糖、脂質、肝機能、血圧が改善する
症状の改善	膝や腰の痛みが軽くなる、体力がつく、いびきをかかなくなる
周囲の反応	痩せたのをほめてくれる、減量法を尋ねてくれる

CASE
3-7

意志が弱いんです

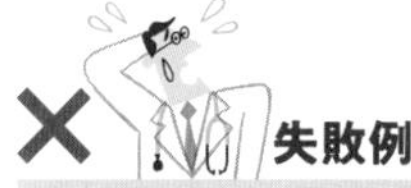

失敗例

Dr. 体重にあまり変化はありませんね。ダイエットは続けていますか！

Pt. それが、なかなか…。

Dr. それはいけませんね。◀ ダメ出し

Pt. 先生に会うと、頑張ってやろうと思うんですけど、**意志が弱くて、なかなか続かなくて…**（言い訳）。

Dr. それはいけませんね。意志を強く持たないと…。◀ やる気をくじく、意志を強く持つことを強要

Pt. はい…（どうせ自分は意志が弱い人間さ…）。

＼こうすればうまくいく！／

ダイエットの障害を尋ね、事前に作戦を一緒に練る

医療従事者と話をしていると、ダイエットに対してやる気が出るのですが、その気持ちも長くは続きません。それを患者さんは「自分は意志が弱い人間だ」と考えがちです。これを解決するのがWOOPです。何をやるかを明確にして「願望（Wish）」、それが達成された時の「結果（Outcome）」を想像させます。従来の減量指導ではそこで終わっていたことが多いのですが、ポジティブな思考回路には限界があります。達成しえない目標は動機づけを減退させます。WOOPの法則では、結果を想像させた後に、起こりうる「障害（Obstacle）」を想定してもらいます。ポジティブな願いの後に、ネガティブな障害について心的対比をさせることで、その障害自体が願いをかなえるための手段と再認識してもらえるわけです。そして、その障害のある状況になったら、どうするかの「計画（Plan）」を一緒に考えます。「いつかダイエットする」と状況を特定しない目標意図よりも実行可能性が高いと考えられています。

成功例

Pt. 病院にきて先生方とお話すると、やる気になって帰るんですけど、それがなかなか続かなくて…。

Dr. やる気になって帰ってもらうのはとても嬉しいです。 ◀ やる気があることをほめる

Pt. けど、その気持ちが続かなくて…。**やっぱり、私は意志の弱い人間なんでしょうか？**（言い訳）

Dr. 続くかどうかは意志の強さとは必ずしも関係しませんよ。それよりももっと大切なことがあります。 ◀ 意志の弱さが問題ではないと説明

Pt. それは何ですか？

Dr. ダイエットの障害を明らかにして事前に対策を立てておくことです。 ◀ ダイエットのバリアについて説明

Pt. というと？

Dr. Aさんにとって、ダイエットの妨げになるようなものが何かありますか？

Pt. それは、家の中に食べ物がたくさんあることです。

Dr. それは大変ですね。その障害があった時の作戦を一緒に考えましょう！ ◀ 一緒に取り組む姿勢

Pt. 宜しくお願いします。

Dr. 家の中に食べ物がたくさんあった時、どんな風にしましょうか？ ◀ 対策を一緒に考える

Pt. …（少し考えてから）…そうですね。食べ物があると思うと、食べたくなるし…どこかにしまっておくようにします。

Dr. それはいいアイデアですね。目の届かない所にしまっておくといいですね。「空腹でもないのに食べるの禁止！」なんて張り紙をしておくのもいいですね。 ◀ 「刺激統制法」について説明

Pt. ハハハ。それいいですね。

Dr. それから…（危険な状況になった時のアイデアをいろいろ出す）。

＼おすすめの**マジックワード**／

ダイエットの妨げになるようなものが、何かありますか?

CASE 3-8

ダイエットが3日坊主になる

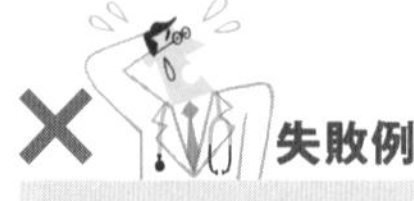

✕ 失敗例

Dr. 体重に変化はありませんね。

Pt. はい。

Dr. ダイエットは続けていますか！

Pt. 頑張ってやろうと思うんですけど、**いつもダイエットが3日坊主になってしまって…**(言い訳)。

Dr. それはいけませんね。もっと真剣にならないと…。 ◀ ダメ出し

Pt. やっぱり、私は意志が弱いんですかね？

Dr. ダイエットを継続するには意志を強く持つことが大切です。 ◀ あいまいな指導

Pt. はい…。

Dr. 頑張ってダイエットに取り組むんですよ！ ◀ ガンバリズムで押し通す

Pt. はい…。わかりました…。

＼こうすればうまくいく！／

減量初期の身体の変化を説明する

ダイエットを始めてみたものの「3日坊主になる」という患者さんは多いものです。人間には、体重を一定にしようという仕組みが働いています。そのキーとなるホルモンが「レプチン」です。脂肪細胞からは「もう食べなくていいよ！」というシグナルを脳の満腹中枢に伝えています。減量を始めると、体重が減る前にレプチンが減るので空腹感が強くなります。しかし、10日もすると、脂肪が燃えてくるので、血中にケトン体が増えてきます。このケトン体が満腹中枢に働いて、少しの量でも満腹感が得られるようになります。つまり、最初の2週間をいかに過ごすかがポイントになります。減量初期の身体の変化を上手に説明することで、もう少し頑張ろうという気持ちが高まります。

○ 成功例

Dr. ダイエットの方はいかがですか？

Pt. 頑張っているんですけど…なかなか…。

Dr. そうでしたか。頑張っておられるんですね。◀ 頑張っていることを認める

Pt. **いつもダイエットが3日坊主になって…**(言い訳)。

Dr. なるほど。実は、その3日目がポイントなんです。◀ 言い訳を受け入れアドバイス

Pt. 3日目がポイント？

Dr. そうです。人間の身体はよくできていて、体重を維持しようとしています。そのため、ダイエットを始めると「レプチン」という満腹ホルモンが出てきて空腹感が強くなります。◀ レプチンについて説明

Pt. デブチン？

Dr. デブチンではなくて、レプチンです。極端に食事を減らすと、この満腹ホルモンが減るので、異常な空腹感に苛まれます。少しずつ食事量を減らしたり、間食だけを止めたりするのが最初のステップです。

Pt. なるほど。今までは食事を減らし過ぎて、その後、ドカ食いしていました。それがいけなかったんですね(納得した顔)。

Dr. そうですね。次に、ダイエットを始めて10日もすると脂肪が順調に燃え始めて血中にケトン体という物質が増えてきます。最初の2週間を頑張れば少しの量でも満足感が得られるようになりますよ。◀ 2週間という具体的な数字を出す

＼おすすめのマジックワード／

最初の2週間を頑張れば、
少しの量でも満足感が得られるようになりますよ！

CASE 3-9

夏場に太る

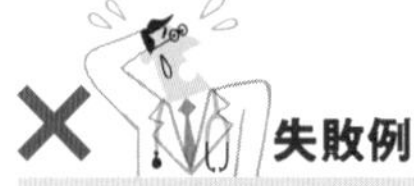

✕ 失敗例

Dr. 血糖が高いですね。夏場は少しくらい良くなるものですよ。 ◀ 結果を重視、あいまいな指導

Pt. そうですか。**私は夏場に体重が増えるんです**（言い訳）。

Dr. 普通、冬に体重が増えるものですよ。

Pt. はい…。

Dr. もっと体重を減らさないと！ ◀ 一般論を提示

Pt. 暑くて、運動ができなくて…（抵抗）。

Dr. それはいけませんね。

Pt. はい…。

Dr. 家の中で何か運動しなさい。 ◀ とりあえずの行動目標を言う

Pt. はい…。

＼こうすればうまくいく！／

夏場に太る原因を探る

一昔前は「冬になると太るが、夏になると痩せる」と言われていましたが、最近では「夏場に太る」という患者さんも出てきました。その原因として、暑さのためにビールなどのアルコール飲料やジュースなどが増えることや暑さによる運動不足があることは容易に推察できます。その他の原因として、食生活の変化が考えられます。ソーメン、冷や奴、スイカなどあっさりとしているが意外と高カロリーな食品のとり過ぎです。一昔前は夏バテしている人も多かったのですが、元気な人は夏になっても食欲は落ちません。まずは、「夏に強い」ことをほめてあげたいものですね。また、最高気温が27度以上になるとアイスクリームがよく売れるとされていますが、寝る前にアイスクリームを食べる習慣がつく患者さんがいます。内臓脂肪の蓄積にはアイスクリームやジュースの多飲が関係しているとの報告もあります。患者さんの夏場の食生活を確認した後で、夏場の体重増加予防対策を患者さんと一緒に立てることができるようになるといいですね。

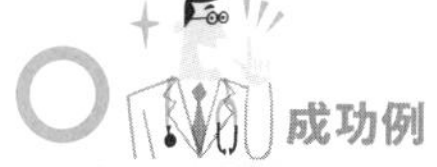

成功例

Dr. …(検査結果をじっとみている)。

Pt. 検査結果、悪くなっていますか？**夏場になると体重が増えてきて…**(言い訳)。

Dr. そうでしたか。この暑さで夏バテする人も多いですが、暑くても食べることができるのは元気な証拠ですね。◀……共感する

Pt. ハハハ。けど、この体重を何とかしないと…。

Dr. そうですね。夏場に太りやすい人の3つの特徴があるんですよ。◀……3つの特徴を前置きする

Pt. それは何ですか？

Dr. 普段と比べて、食べるものが変わります。

Pt. それは何ですか？

Dr. 暑くなると、食べたくなるものはありませんか？

Pt. そうですね。暑いのであっさりしたものがほしくなりますね。ソーメンとか…。

Dr. ソーメンはのどごしもよいので食べ過ぎてしまいますね。

Pt. 家族にも人気ですし、簡単に作れるので、昼に2･3束食べることがあります。

Dr. ソーメンは4/5束でご飯茶碗1杯ぐらいのカロリーがありますよ。◀……ご飯に換算
2･3束ですと、ご飯を2･3杯くらいになるかもしれませんね。

Pt. えっ、そんなにあるんですか!! 食べ過ぎですね(驚く)。
他にも気をつけた方がいいものはありますか？

Dr. あっさりしているのに意外とカロリーが高いものが要注意です。

Pt. それは何ですか？

Dr. 冷や奴やスイカ、それに入浴後につい食べたくなるアイスにも要注意ですね。

Pt. あと、ビールですね。いつもより1缶増えています。夏に太る原因がよくわかりました。これから気をつけます！

＼おすすめのマジックワード／

夏場に太りやすい人の特徴があるんですよ

CASE
3-10 旅行に行くと体重が増える

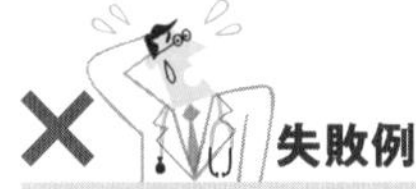

✕ 失敗例

Dr. 血糖が高いですね！

Pt. はい…。

Dr. 食事には気をつけておられますか？ ◀ あいまいな質問

Pt. はい。食事には気をつけているんですけど…。

Dr. そうですか。

Pt. 実は、先日、旅行に行って…。

Dr. 旅行に行かれたんですか!?

Pt. **旅行に行くと体重が増えるんです。**今回も3kgくらい体重が増えてしまって…（言い訳）。

Dr. そうだったんですか。旅行で体重が増えたんですね。旅行に行くと楽しいからつい食べちゃいますよね。 ◀ 傾聴しすぎ

Pt. そうなんです。美味しいものがいろいろあるでしょ…（栄養指導と関係のない旅行の話が続く）。

Dr. …（なかなか減量の話に戻せない）。

＼こうすればうまくいく！／

次回は、太らない旅行にする作戦を立てる

普段は健康的な食事療法を実践している人でも、旅行に行くと羽目を外して食べ過ぎる人がいます。朝食はホテルのバイキングなどで食べ過ぎる、観光先で食べ歩きをする、夜は夜で食べ過ぎるなど。体重が増えてから、元に戻すのには食事制限が大変です。しかし、旅行に行っても太らない人もいます。その特徴は、動き回る旅行で、食事量も普段と変わらず、体重をチェックしている人です。こういった情報を提供するとともに、次回の旅行で太らない作戦を事前に患者さんと一緒に立てることができるといいですね。

○ 成功例

Pt. **先日、旅行に行って体重が増えちゃって…**(言い訳)。

Dr. 旅行に行くと体重が増える方、おられますよね。 ◀……理解を示す

Pt. それ、私です。今回は3kgも増えてしまいました。

Dr. 増える原因は何でしょうね。 ◀……原因を尋ねる

Pt. 朝はバイキングでしょ。いつもはパンとコーヒーくらいなのに。ホテルのバイキングの時はいっぱいとり過ぎて…。

Dr. ハハハ。朝はバイキングで食べ過ぎる、ですね。昼はいかがですか？

Pt. 昼はバスで移動して、観光先で食べるんですけど、試食コーナーがあったり、食べてばっかりです。

Dr. なるほど。それじゃ、夜は大丈夫ですね。

Pt. それが夜もいろいろなものが出てきて、「もったいない」と思って食べちゃって…。体重が増えるはずですよね。

Dr. いえいえ。旅行に行っても体重が増えない人もいますよ！ ◀……第三者の話をする

Pt. えっ、本当ですか？どんな風にされているんですか？

Dr. もちろん、楽しんでおられるんですが、動き回る旅行にされています。夕食は量よりも質のいいチョイスメニューにしているそうです。

Pt. なるほど。それいいですね。

Dr. そして、お風呂に入ったら必ず体重をチェックされています。

Pt. それ、怖くて旅行中にはやっていませんでした。

Dr. 今度の旅行の予定はいつですか？ ◀……予定を尋ねる

Pt. 来月、福井に行く予定です。

Dr. 今度は太らない旅行にしてみませんか？ ◀……動き回る、夕食はチョイスメニュー、入浴時に必ず体重測定など提案

Pt. はい！そうしてみます。

＼おすすめの**マジックワード**／

今度は太らない旅行にしてみませんか?

COLUMN
コラム

脂肪吸引術

肥満の患者さんから「脂肪を手術でとることはできないですか」と尋ねられることがあります。減量外科や糖尿病外科と呼ばれる減量や血糖改善を目的とした手術が行われていますが、美容的な目的で行われる脂肪吸引術の健康に対する効果はどのくらいなのでしょうか？

体脂肪は大きく分けると、皮下脂肪と内臓脂肪に分けられます［**図1**］。脂肪吸引術で除かれるのは、皮下脂肪だけです。皮下脂肪を500gや1kg、取り除いても内臓脂肪の量には変化はありません。内臓脂肪の蓄積がインスリン抵抗性や血糖、脂質に悪影響を与えるので血糖や脂質の改善効果はありません。

逆に、脂肪吸引術で、見た目が少しよくなったからと食べすぎると、皮下脂肪ではなく内臓脂肪が増えることになってしまいます。そのため、健康的な観点から脂肪吸引術はあまり勧められません。

一方、食事や運動療法だけでは血糖コントロールの改善が困難な高度肥満を伴う糖尿病患者さんに対しては、外科療法が選択される場合があります。これは胃を小さくして食事量を制限したり、腸の距離を短縮することで栄養の吸収が阻害されます。その結果、減量が促進するだけでなく、血糖コントロールの改善が期待できます。

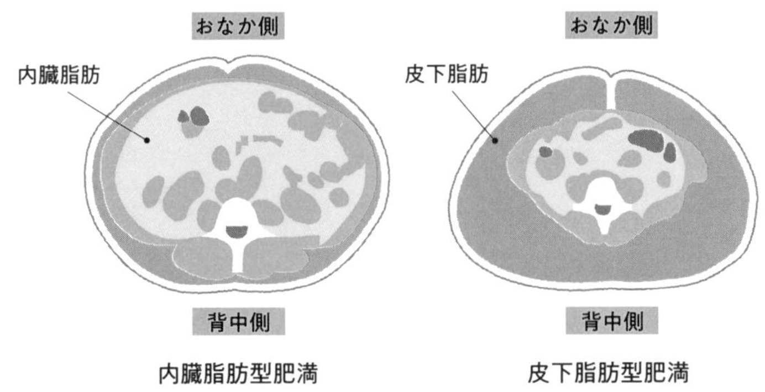

図1 内臓脂肪と皮下脂肪

第4章

糖尿病療養指導
食事編

食事の言い訳

糖尿病は「自己管理の病気」と言われていますが、自己管理の中でも食事療法がきちんとできている人は3割程度と言われています。そのため、食事療法がうまくいっていない人は何かいい方法がないかと探します。それでは、糖尿病患者さんは糖尿病の予防や治療に関する情報をどこから得ているのでしょうか。一昔前の厚生労働省の国民健康・栄養調査（平成19年）では、病院や診療所といった医療機関よりも、テレビ、新聞、雑誌といった媒体から糖尿病に関する情報を得ていました。確かに、テレビで「○○が健康にいい」と放映されると、スーパーで放映された食品が売り切れていることもしばしばあります。

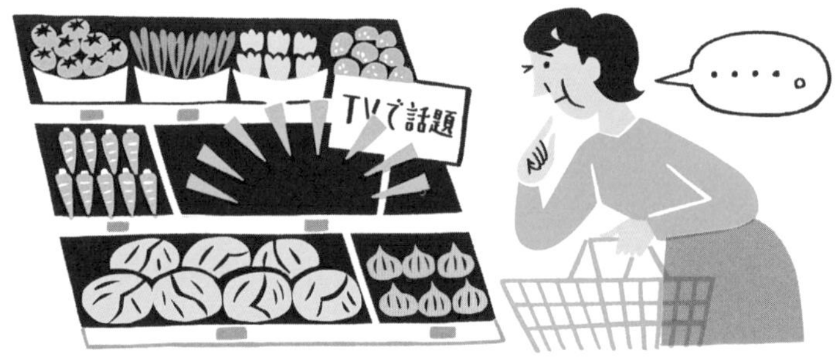

このように巷では健康に関する情報が氾濫しています。今、同じような調査をすればインターネットから情報を得ていると答える人が多いかもしれません。しかし、インターネットからの情報の問題点は、その情報源が何かがはっきりしないことが多く、その内容も古い情報も消されずに残っていることにあります。有名な「噂の公式」というのがあります［**図1**］。

R（噂の流通量）＝i（その情報の重要性）×a（その情報のあいまいさ）

図1　噂の公式

その情報が自分にどのくらい重要なのかに加えて、情報があいまいであればあるほど噂は広まるというものです。「食事制限をすれば、体重が減る」など当たり前の情報は噂として広まりません。ところが、ダイエットといった重要な情報で、「○○が健康にいい」とあいまいな情報は噂として広まるわけです。それを信じている患者さんに「腹八分目に、3食を規則正しく…」と一方的に指導しても、言い訳ばかり出ることになります。

患者さんの言い訳から、健康的な食事への変化ステージをある程度、推察することができます。食事に関する言い訳を変化ステージ別にみてみましょう。「カロリー計算は面倒」「食事記録は面倒」など食事療法に困難さを訴える患者さんは前熟考期なのかもしれません。中には「野菜は嫌いだ」などと言う人もいます。そういった患者さんに「野菜はバランスのとれた長寿食です」と一方的に説明しても心に響きません。それに対して「昔からの癖で早食いで」「もったいなくて残せない」という人は自分の食事の課題について気づいている熟考期なのかもしれません。「食事に気をつけているのに痩せない」などは、食事療法をやってみたが上手くいっていない準備期になります。患者さんから食事の言い訳が出た時は今の指導方法を変えるチャンスです。読者の皆さんならどんなアプローチをされますか？

第4章ケースファイル

食事に関する言い訳よりコミュニケーションを考える

変化ステージ	食事に関する言い訳	症例
前熟考期	そんな難しい食事療法はできない	CASE 4-1
	カロリー計算は面倒	CASE 4-2
	食事記録をつけるのは面倒	CASE 4-3
熟考期	昔からの癖で早食いで	CASE 4-4
	つい食べてしまう	CASE 4-5
	もったいないから	CASE 4-6
	ストレスで食べる	CASE 4-7
準備期	健康番組を見て食事には気をつけているのに	CASE 4-8
	ドカ食いしてしまう	CASE 4-9
	夕食の白米は抜いているのに痩せない	CASE 4-10

CASE
4-1 そんな難しい食事療法はできない

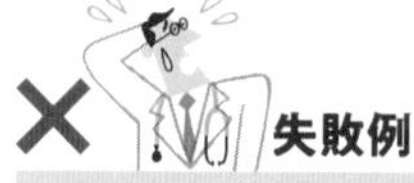

✕ 失敗例

Dr. 指示カロリーは1800kcalになっています。

Pt. 1800kcal？

Dr. そうです。まず、食品を6つの分類に分けます。分類の中では交換可能です。◀ 難しい医学的な指導

Pt. …？

Dr. この「食品交換表」を用いれば、バランスよく食べることができますよ。

Pt. **そんな難しい食事療法はできません**(言い訳)。

Dr. 地下の売店で売っていますので、よかったら買って帰って下さい。◀ 無視した発言

Pt. はい…(とりあえず、買うけど使うかな…)。

＼こうすればうまくいく！／

食品表示を見る癖をつける

糖尿病の食事療法は難しいと思い込んでいる患者さんは多いものです。また、「食品交換表」に苦手意識を持っている人も多いです。食品交換表の1単位は、食品が含むエネルギー量80kcal（卵Mサイズ分）になります。食品交換表には、食品を栄養素別に6つの分類に分け、その中で交換可能となります。これは糖尿病の食事療法を簡便にするために考案されたものですが、6つの分類がわかりにくいのと1単位=80kcalを覚えるのが難しいようです。「80歳まで元気で」と80kcalを覚える、食品交換表の表1は「いもの1」、表2は「果物の英語（フルーツ）」、表3は「魚の3」、表4は「ヨーグルトの4」、表5は「ごま油の5」、などと語呂合わせも用いることができます。それでも難しいと感じる患者さんも多いものです。そういった患者さんには、食品表示を見る習慣からスタートするといいでしょう。食品表示にはカロリーなどの情報が掲載されています。

◯ 成功例

Pt. **そんな難しい食事療法はできない**（言い訳）。

Dr. そんな人にお勧めのダイエット法がありますよ！ ◀……… 前置きする

Pt. それはどんな方法ですか？

Dr. ちょっと待っていて下さいね…（食品を取り出す）。

Pt. …？

Dr. この栗入りどら焼きは何でできていると思いますか？ ◀……… 食品を例に出す

Pt. えっ、この栗入りどら焼きですか…。栗かな、それとも小麦粉かな…。

Dr. 答えは裏に書いてあります（裏返す）。

Pt. ここですか？

Dr. カロリーや糖質量などが書いてあるのもありますが、ないものでも原材料を見て下さい。原材料は多く含まれている順に書いてあります。 ◀……… 原材料について説明

Pt. えっ、そうなんですか…。すると、答えは…「砂糖」だっ！（驚き）

Dr. 正解。…栗は、6番目になります。これは栗入りどら焼きというよりは「砂糖入りどら焼き」という方が正しいかもしれませんね。

Pt. 確かに。これからは食品の裏を見るようにします。

Dr. それが、食事療法の第一歩です。次回、どんな発見があったか、教えて下さいね。 ◀……… 予告する

Pt. はい。わかりました。

＼おすすめのマジックワード／

この栗入りどら焼きは何でできていると思いますか?

CASE 4-2 カロリー計算は面倒

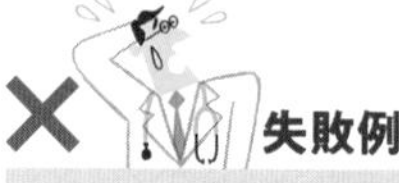

✕ 失敗例

Dr. 血糖が高いままですね。体重を減らさないと…。 ◀ あいまいな指導

Pt. はい…。

Dr. 食事には気をつけていますか！

Pt. はい…。

Dr. 1日の指示カロリーは1600kcalになります。

Pt. **カロリー計算は面倒で…**(言い訳)。

Dr. 自分が食べているものを知ることは大切です。1食500～600kcalにしておけば大丈夫ですよ。 ◀ 知識を伝えるだけ、患者は置いてけぼり

Pt. **カロリー計算は面倒だなぁ…**(言い訳)。

Dr. そんなことを言わずに、自分の健康のためですから…。 ◀ 弱気な指導

Pt. はい…。わかりました。

＼こうすればうまくいく！／

体重計にのる習慣をつける

カロリーの話をすると、「カロリー計算は面倒」と抵抗される場合があります。そういった人は計算するのが苦手である場合も少なくありません。体重計にのる頻度が減量効果を助けることが示されています。年に1回の健診だけでなく、週に数回、ほぼ毎日測定することで減量効果は高まります。逆に、体重が増えていると体重計にのりたくない気持ちが働きます。また、朝と晩に体重計にのると、太りやすい食べ物や痩せやすい食べ物を発見する道具となります。まずは、体重計にのる習慣をつけてもらいましょう。

成功例

Pt. **カロリー計算は面倒で…**（言い訳）。

Dr. カロリー計算をしなくても、よい方法がありますよ！ ◀…… 前置きする

Pt. それはどんな方法ですか。

Dr. 体重計を使います。

Pt. 体重計ですか…。最近、あまりのっていないです。電池が切れているかも…。

Dr. ハハハ。そうですか。体重が増えていると感じている時は体重計にのりたくないですからね。

Pt. 確かに。食べ過ぎた時とか体重計は避けていました。

Dr. 逆に、体重計にのりだすと食事に気をつけるようになりますよ。

Pt. 確かに、そうですね。

Dr. 痩せる体重計ののり方がありますよ！（驚かせる）

Pt. それはどんな方法ですか？

Dr. 血圧と同じで朝と晩に体重計にのります。そうすると、太りやすい食べ物や痩せやすい食べ物を発見することができますよ！ ◀…… 朝と晩に体重計にのることを提案

Pt. えっ、本当ですか？（感動する）

Dr. 本当です。カレーライス、寿司、ラーメンなどを食べた時は体重が増えやすいことがよくわかります。

Pt. どれも好きです。

Dr. 逆に、痩せやすい食べ物もわかります。

Pt. そうですか。それなら、やってみようかな？

Dr. ここに体重を記録する用紙がありますので、活用してみて下さい。

Pt. ありがとうございます。

＼おすすめのマジックワード／

痩せる体重計ののり方がありますよ！

CASE
4-3

食事記録をつけるのは面倒

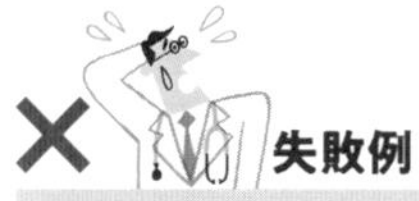

✕ 失敗例

Dr. 指示カロリーは1800kcalになっています。

Pt. そんなこと言われてもよくわからないな。

Dr. どんなものを食べているのか、食事記録をつけてもらえますか。 ◀……一方的な指導

Pt. えっ、食事記録をつけるんですか!?（抵抗）

Dr. そうです。

Pt. そんな**食事記録をつけるのは面倒です**（言い訳）。

Dr. いえ、毎日、つけてもらわなくて結構ですので…。 ◀……弱気な指導

Pt. 面倒くさいなぁ（抵抗）。

Dr. そんなことを言わずに、3日間だけでいいですので記録をつけてきて下さい。 ◀……弱気な指導

Pt. 3日間だけでいいんですね。

Dr. そうです。ここに食事記録用紙がありますので…。

Pt. はい…、わかりました（あー、面倒くさいな）。

＼こうすればうまくいく！／

食事記録は自分流で作る

食事記録をつけることは患者さんにとって、ストレスがたまります。それも、朝昼晩の3食に加えて、間食などすべての食事を記録しようとすると、なおストレスがたまるかもしれません。しかし、問題となっている食事の課題は患者さんによって違います。体重記録とともに、間食が課題の人は間食だけ（おやつ日記）、夜遅い夕食が課題の人は夕食だけ（夕食日記）などその人の課題に合わせた記録をつけるだけでよいのです。飲酒が課題の人は飲酒日記だけをつけてもらうように勧めます。

○ 成功例

Dr. 普段の食事について教えてもらえますか？

Pt. 朝はパンが多いです。昼は…。

Dr. なるほど。間食の方はいかがですか？

Pt. それが問題なんですよね。夕食前にお腹が空いて、ちょこっと食べることがあるんです。それと、寝る前かな…（食事の問題点を吐露）。

Dr. なるほど。どんな間食がお好きですか？ ◀……… 好きな間食を尋ねる

Pt. 今は暑いのでアイスが多いです。あと、おかきかな…。たまに、ポテトチップスを食べています。

Dr. そうでしたか。いろいろなものを食べておられますね。

Pt. よくないのはわかっているんですが…。

Dr. それはよかったです。

Pt. ハハハ。

Dr. それでは、宿題を出していいですか？ ◀……… 承諾を得る

Pt. **食事記録とか難しいのは嫌ですよ。**

Dr. 全然、難しいことはありませんよ。

Pt. どんな宿題ですか？

Dr. おやつ日記をつけて頂けますか？ ◀……… おやつに焦点を絞る

Pt. おやつ日記ですか。書かないといけないと意識するかもしれませんね。手帳でもいいですか？

Dr. はい、手帳でOKです。

＼おすすめのマジックワード／

おやつ日記をつけてきてもらえますか?

CASE 4-4

昔からの癖で早食いで

✕ 失敗例

Dr. 血糖が高いですね。

Pt. …。

Dr. 食事には気をつけているんですか！ ◀ 食事療法ができていないと決めつけ

Pt. 気をつけてはいるんですが、早食いで…。

Dr. 早食いはいけませんね。

Pt. …。

Dr. もっとゆっくり食べるようにしないと…。 ◀ あいまいな食事指導

Pt. はい。**昔からの癖で早食いで…**(言い訳)。

Dr. その癖を治さないと…。 ◀ 人格否定

Pt. はい…。

Dr. 1回に30回噛むようにしなさい。 ◀ 理想論を展開

Pt. はい…。

＼こうすればうまくいく！／

ゆっくり食べる作戦を考える

肥満の人は早食いする傾向があります。早食いの明確な定義はありませんが、調査研究では「早食いは10分以内」などとして調査が行われています。「昔からの癖で早食いで」と言い訳する患者さんに「早食いを止めなさい」「ゆっくりよく噛んで食べなさい」と一般的な指導をしても、患者さんはその時はわかったつもりになっても、実行するのはなかなか難しいようです。早食いする人は、よく噛まないのでお茶や水で食べ物を流し込んだり、箸も置かずに一気に食べる傾向があります。患者さんの早食い行動に気づいてもらって、ゆっくり食べる作戦を一緒に考えられるといいですね[**表1**]。

成功例

Dr. 食事にはどのくらいの時間をかけられていますか？

Pt. **昔からの癖で早食いで…**（言い訳）。

Dr. ハハハ。昔から早食いですか。

Pt. そうなんです。今は別に急ぐ必要もないんですが…。

Dr. ゆっくりよく噛んで食べる作戦を考えてみるといいですね。 ◀ ゆっくりよく噛む作戦を提案

Pt. そうなんですよね。箸を持つと忘れてしまって…。

Dr. 箸置きを使うといいですよ。 ◀ 具体的なアドバイス

Pt. 箸置きを使う？

Dr. そうです。早食いの人は箸を持ったまま、食べ続ける傾向があります。

Pt. それ私です。どうしたらいいですか？

Dr. そこで、箸置きを使うのです。箸置きは使っておられますか？

Pt. いえ、箸置きは使っていません。お茶碗の上に置いているかな？

Dr. お茶碗の上に置くと、すぐに食べられますからね。

Pt. 確かに（納得した顔）。

Dr. 箸置きを使うと、一度箸を置くのでゆっくりよく噛んで食べられるかもしれませんよ。

Pt. なるほど。

Dr. ゆっくり食べる人と早食いの人では体重は2kg近くも違うそうですよ。 ◀ 具体的な数値で伝える

Pt. そうなんですか。箸置きもブタの箸置きを使うとやる気が出てくるかも!?

＼おすすめのマジックワード／

ゆっくりよく噛んで食べる作戦

表1 ゆっくりよく噛んで食べる作戦の例

- 食べる時間を測定してみる
- よく噛まなければいけない硬いものを食べる
- 箸置きを使って、途中で休憩を入れる
- お茶や水で食べ物を流し込まない

CASE
4-5

つい食べてしまう

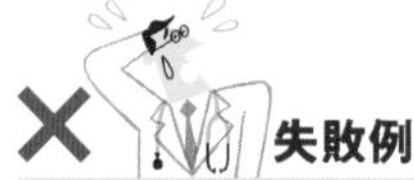

✕ 失敗例

Dr. HbA1cが高いままですね。

Pt. そうですか。

Dr. そうですか…じゃ、ないでしょ！

Pt. はい…。

Dr. 食事には気をつけていますか！

Pt. はい。気をつけてはいるつもりなんですが…。
つい食べてしまって…(言い訳)。

Dr. それはいけませんね。その、「つい」がいけないんですよ！ ◀… ダメ出し

Pt. …。

Dr. その「つい」を我慢して食べないようにしないと…。◀……… あいまいな指導

Pt. はい…、わかりました…。

＼こうすればうまくいく！／

誘惑に弱い人は「刺激統制法」を用いる

肥満でない人は、空腹になると何か食べるものを探し始め、ある程度満腹になると食べ終わります。ところが、肥満者はそれほど空腹でないのに目の前に美味しそうなものがあると食べ始め、ある程度満腹になっても食べ終わりません。その時点で肥満者はまだ食べる力が残っています。そのため、外的刺激である皿に食物がなくなるまで食べ続けるのです。その結果、食べる量が多くなります。このように「目の前に美味しそうなものがあると、つい食べてしまう」という、食物の味や匂いなど外的刺激によって起こる食行動を「外発的摂食」と言います。誘惑対策としては「刺激統制法」が有効です。ただ我慢するのではなく、食べたくなる刺激や誘惑を減らすことで余分なものを食べずにすみます。この刺激統制法を用いた作戦を患者さんと一緒に考えるとよいでしょう。

○ 成功例

Pt. 目の前に美味しそうなものがあると**つい食べてしまって…**（言い訳）。

Dr. ハハハ。それは、つい手が出てしまいますよね。 ◀…… 理解を示す

Pt. いやしいんです。

Dr. そんなことはありませんよ。目の前に美味しそうなものがあったら、食べたくなるのは当然です。そんな人にもいい方法がありますよ！ ◀…… 前置きする

Pt. それはどんな方法ですか？

Dr. もし、目の前になかったら、わざわざ買いに行ってまで食べますか？

Pt. いえ、買いませんよ。

Dr. それなら、目の前にある美味しそうなものを我慢するのではなく、食べたくなる刺激を減らせばいいんです！ ◀…… 具体的な指導

Pt. なるほど。おやつを隠しておけばいいんですね（納得した顔）。

Dr. そうです。但し、隠した場所は自分で覚えているので隠し方が大切ですね。

Pt. 確かに、そうですね。

Dr. 取りにくい場所や取り出しにくい方法にしておけばいいんですよ。どんな隠し方にしますか？ ◀…… 刺激統制法のアイデアを一緒に考える姿勢を見せる

Pt. そうですね…（隠し方を考え始める）。

＼おすすめのマジックワード／

食べたくなる刺激を減らせばいいんですよ！

CASE
4-6
もったいないから

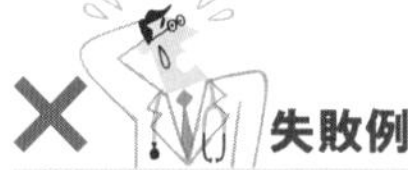

✕ 失敗例

Dr. 血糖と体重が増えていますね。

Pt. やっぱり…。

Dr. 食事には気をつけていますか！

Pt. 食事には気をつけてはいるつもりなんですが、残り物をつい食べちゃうんですよね。

Dr. それはいけませんね。食べないようにしないと…。

Pt. けど、**残すのは「もったいない」かなと思って…**(言い訳)。

Dr. そんなことを言っていると、血糖が上がったままですよ。 ◀…… 危機感をあおる

Pt. はい…。

Dr. 強い意志を持って食べないようにしなさい。 ◀…… 一般論を提示

Pt. 何か自信がないなぁ。小さい頃から、親に「もったいないから、残さないように」と躾けられてきたんで…(抵抗)。

Dr. そうですか…。

Pt. …。

Dr. それなら、できるだけ残すように頑張ってみなさい。 ◀…… とりあえずの行動目標を伝える

＼こうすればうまくいく！／

もったいないの認知の修正を行う

子どもの頃に「ご飯を粗末にするとばちが当たる」と言われてきた人も多いはず。環境分野でノーベル賞を受賞したケニアのワンガリ・マータイさんの「MOTTAINAI」(環境 3R + Respect ＝ もったいない) でも有名になりました。しかし、「もったいない」と言って食べている時は自分でも「余分なものを食べている」という罪悪感を持っています。「もったいないから食べる」のではなく、食べ物を粗末にしない気持ちが大切であるとの認知の修正を行うことが大切です。

○ 成功例

Pt. **もったいないから、なかなか残せないんです**(言い訳)。

Dr. その気持ち、よくわかります。私も親から「もったいないから、残すなって」言われてきましたから…。 ◀ 抵抗に理解

Pt. そうでしょ。けど、この血糖を何とかしないと…。

Dr. そうですよね。「もったいない」と思っている時は、自分の頭の中でもこれを食べたら食べ過ぎだということを認識しています。それをどうするかが問題ですね。 ◀ 食べすぎているサイン

Pt. そうなんです。

Dr. ここが運命の分かれ道です。ゴミ袋に捨てるか、それとも…。

Pt. それとも？

Dr. 胃袋に捨てるか。

Pt. シェークスピアみたいですね。

Dr. 恐らく、「もったいない」という言葉が出てきた時は食べ過ぎのサインだと思って下さい。 ◀ 行動のきっかけを提案

Pt. なるほど。そう思えばいいんですね。

Dr. そうです。そう思って、次の行動に移します。思い切ってゴミ袋に捨てるか、翌日に回すかです。

Pt. なるほど。無理して食べずに、食べ物を粗末にしなかったらいいんですね。

＼おすすめのマジックワード／

ゴミ袋に捨てるか、胃袋に捨てるか、それが問題だ！

CASE 4-7

ストレスで食べる

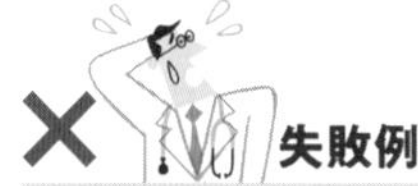

✕ 失敗例

Dr. HbA1cが悪いですね。

Pt. はい…。

Dr. 食事療法はちゃんとできていますか！

Pt. やろうとは思うのですが…**ストレスで食べ過ぎて…**（言い訳）。

Dr. それはいけませんね。そこで我慢しないと！ ◀…… ダメ出し

Pt. はい。

Dr. このまま血糖が高いと、糖尿病合併症が起きますよ！◀…… 医学的脅し

Pt. それは嫌です。けど、ストレスがなければもっとちゃんとできるんですが…。今のままでは無理です（抵抗）。

Dr. そうですか…。

＼こうすればうまくいく！／

ストレスがなくても食べていることに気づかせる

「ストレスで食べる」という患者さんがいます。しかし、よくよく話を聞いてみると、ストレスがない時にもしっかりと食べておられます。ラットを用いた実験で、尾をつねるといった軽いストレスを与えると、目の前にあるものを食べ始めます。そして、止めると食べるのが止まります。これは痛み刺激を紛らわそうとして起こる反応のひとつと考えられています。つまり、尾をつねられた刺激を紛らわすために目の前にあるエサをかむことで誤魔化しているのかもしれません。人間も火事や配偶者の死など大きなストレスがあると、食欲は低下しますが、日常的ないらだち事があると、何かをつまむ人がいます。しかし、ストレスがなくても食べている人もいます。その人はストレスを免罪符に使っているのかもしれません。また、食べること以外のストレス解消法を探してみるのも一法です。

成功例

Dr. 食事にはどんなことに気をつけておられますか？

Pt. はい。野菜を先に食べるとか、ご飯は少なめにするとか、食事には気をつけているつもりなんですが…。

Dr. それはいいですね。 ◀ 理解を示す

Pt. **けど、ストレスがあるとつい食べてしまって…**（言い訳）。

Dr. なるほど。そんな時はどんなものをよく食べていますか？ ◀ 何を食べるかを質問

Pt. 近くにあるものを食べています。おかきやおせんべい、チョコなんかもよく食べます。

Dr. なるほど。とりあえず、何かを食べている感じですね。

Pt. そうなんです。

Dr. ところで、ストレスがない時はどうされていますか？

Pt. えっと…。あっ、何か食べていますね（気づきを引き出す）。

Dr. そうですか。そうすると、ストレスがない時から食べる準備をされているのかもしれませんね。

Pt. 確かにそうですね。

Dr. 何か食べること以外でストレス解消ができるといいですね。食べること以外のストレス解消法は何ですか？ ◀ 食べること以外について質問

Pt. そうですね…（ストレス解消法を考え始める）。

＼おすすめのマジックワード／

食べること以外のストレス解消法は何ですか?

CASE
4-8 健康番組を見て食事には気をつけているのに

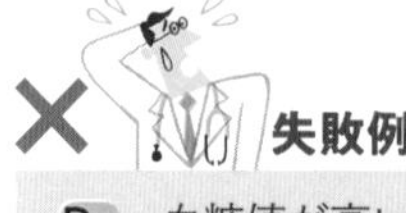

✕ 失敗例

Dr. 血糖値が高いままですね。もっと食事に気をつけないと…。

Pt. はい…。食事には気をつけているんですけど…。

Dr. 気をつけているだけじゃだめなんです。ちゃんとやらないと…。 ◀ ダメ出し

Pt. はい…。**毎週、テレビの健康番組は欠かさず見て、できそうなものは実践しているんですけど…**(言い訳)。

Dr. そんな番組ばかり、見ているからダメなんです。 ◀ 頭から否定

Pt. そうですか。医学博士も出て、推奨されたりしているんですけど…(抵抗)。

Dr. テレビの情報はいい加減なものも多いですから、信じないように！ ◀ 言葉を遮る

Pt. …。

Dr. 3食を規則的に食べて、おやつを止めるのが先決です。わかりましたか？

Pt. はい…、わかりました…。

＼こうすればうまくいく！／

何に気をつけているのか尋ねる

巷では健康に関する情報が氾濫しています。現在の体型や検査結果に満足していない人の中に、テレビや雑誌の情報を信じてすぐに実践してしまう人がいます。そうすると、気をつけているあまり、健康的な食品をとりすぎてカロリーオーバーとなっている場合があります。まずは、何に気をつけているのかを確認しておくことが大切です。そして、体重管理のためには余分なものをとらない姿勢が大切であることを強調しておきます。

○ 成功例

Pt. 食事には気をつけているんですけど、なかなか痩せないんです。

Dr. なるほど。どんなことに気をつけておられますか？

Pt. **健康番組は欠かさず見ています。それで、健康にいいものはなんでも取り入れようと思って…**(言い訳)。

Dr. なるほど。健康に対する意識が高いんですね。 ◀…… 意識が高いことを認める
ちょっと、この2つのメニューを比べてもらえますか。
どちらが「ヘルシー」なメニューだと思いますか？ ◀…… 表2の2つのメニューを提示する

Pt. そうですね。どちらもヘルシーそうですが、青背の魚やオリーブオイルなどが入っていて、ご飯も少なめだし、メニューAですか？

Dr. …、残念！実は、メニューBが正解。種明かしをすると、メニューBは糖尿病教室でも提供しているメニューのひとつでバランスがとれていて500kcal。それに対して、メニューAは1000kcal。 ◀…… 比較する

Pt. えっ、倍のカロリーもあるんですか！(驚く)

Dr. そうなんです。健康にいいと思って、なんでもとり過ぎているとカロリーオーバーになるかもしれません。一番簡単な食事療法は「ヘルシー」と勘違いして食べ過ぎている食品を止めることかもしれませんね。

Pt. 確かに、そうですね。

＼おすすめのマジックワード／

一番簡単な食事療法は「ヘルシー」と勘違いしている食品を止めることです！

表2 勘違いメニューとヘルシーメニュー

メニューA	メニューB
・ご飯(100g)にごま(大さじ1杯) ・サバの味噌煮(100g)、豆腐(200g) ・納豆(40g) ・玉ねぎサラダ+オリーブオイル(大さじ1杯) ・ヨーグルト(200g)+ハチミツ(大さじ1杯)	・ご飯(150g) ・豚しゃぶ(50g)とグリーンアスパラのみぞれ和え ・豆腐ステーキ(100g)+野菜あん ・菜の花のおひたし、大根の味噌汁 ・いちご(120g)

CASE 4-9

ドカ食いしてしまう

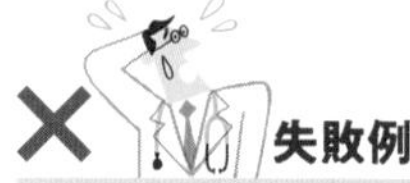

✕ 失敗例

Dr. 血糖が高いですね。食事には気をつけていますか？

Pt. はい…。普段は気をつけているんですが…。**たまに、ドカ食いすることがあって…**（言い訳）。

Dr. それはいけませんね。

Pt. はい…。

Dr. ドカ食いしないようにしないと…。 ◀ 一般論を提示

Pt. はい…。

Dr. わかりましたか！ドカ食いは肥満の元です。ドカ食いすると、血糖も上がりますよ。それに…。 ◀ あいまいな指導、クドクドと説明

Pt. はい…。これからはドカ食いしないように気をつけます…。

＼こうすればうまくいく！／

ドカ食いの原因を探す

極端な食事制限をすると、お腹が空き過ぎて「ドカ食い」することがあります。これは「脱抑制過食」と呼ばれています。ダイエットが3日坊主になりやすいのも、この脱抑制過食が原因のひとつです。つまり、頑張りすぎるとよくないわけです。患者さんがどのような行動パターンでドカ食いするのか、その原因を探索し、事前に対策を立てておくことができるといいですね［**表3**］。

表3 ある患者さんの行動パターン例

極端な食事制限 → 極度の空腹感 → ドカ食い

成功例

Pt. そんなに食べていないつもりなんですが、**たまにドカ食いすることがあって…**(言い訳)。

Dr. なるほど。それはどんな時ですか？

Pt. 仕事が遅くなって、お腹がぺこぺこで帰ってきて、そこでドカ食いしてしまうんです。

Dr. なるほど。何も食べずに、真剣に仕事をして遅くなって、何とか家にたどりついたら、ほっこりして、食べ過ぎちゃうんですね。 ◀…… 患者の行動パターンを要約する

Pt. そうなんです。家に帰ると、リラックスして、食べ過ぎてすぐに寝ちゃうんです。

Dr. それもベッドじゃなくて、ソファで寝たりして…。

Pt. そうなんです。何とかしないといけませんね。

Dr. それならいい方法がありますよ！ ◀…… 前置きする

Pt. それはどんな方法ですか？

Dr. 帰宅した時にお腹を空き過ぎないようにしておくことです。

Pt. 夕方に何かお腹の中に入れておくとか？

Dr. そうです。おにぎりでもいいので何か軽い食事がいいですね。但し…。

Pt. 但し？

Dr. カップラーメンなど塩分の多い食事は厳禁です。余計に食欲が増したりしますからね。

Pt. なるほど。ちょっと考えてみます。

＼おすすめのマジックワード／

帰宅した時にお腹を空き過ぎないようにしておくことです

CASE
4-10 夕食の白米は抜いているのに痩せない

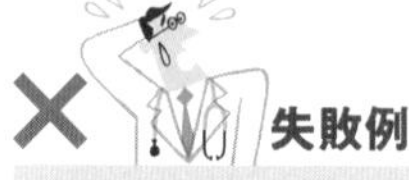

✕ 失敗例

Dr. 体重がなかなか減りませんね。

Pt. そうですか。**夜は白い粒のご飯は抜いているんですが…**（言い訳）。

Dr. それはいけませんね。ご飯はしっかり食べないと…。その分、おかずが多くなっているんじゃないですか？ ◀…… 疑う発言

Pt. はい…。

Dr. 朝と昼はどうしているんですか？

Pt. 朝はパンとコーヒーで、昼は普通に食べています。

Dr. 昼は普通に…。それが問題なんじゃないですか。昼は何を食べているんですか？ ◀…… 決めつけ

Pt. コンビニで弁当を買ったり、外食することもあります。

Dr. 糖尿病の食事療法の基本は3食、規則正しく、栄養バランスを考えて食べることです。 ◀…… 一般論を提示

Pt. はい…、わかりました…。

＼こうすればうまくいく！／

減量には糖質量だけでなく、食事の質にも注目する

今まで糖質をとり過ぎていた肥満者が糖質を制限することで減量に成功することはよく経験します。しかし、その効果には個人差があることがよく知られています。中には、おかずはどれだけ食べてもいいと勘違いしている人もいます。ご飯の代わりにアルコールを飲んでいる人もいます。また、極端な糖質制限など偏った食事療法は長続きしません。減量には糖質を制限するだけでなく、食事の質や食べる時間帯にも注目する必要があります。特に、内臓脂肪の蓄積には食事の質が関係しています。ポイントを絞って説明することが大切です［**表4**］。

表4 内臓脂肪を減らす食事のポイント

1. 脂肪を減らして、たんぱく質をとる　2. 糖質をとるなら、食物繊維と一緒に 3. 油をとるなら、オメガ3

成功例

Dr. 減量の方はいかがですか？

Pt. **夕食の白米は食べないようにしているんですけど…**(言い訳)。

Dr. なるほど。他にはどんなことに気をつけておられますか？ ◀…… 他の行動について質問

Pt. 他ですか…。朝はパンとコーヒーだけで、昼は普通に食べています。

Dr. なるほど。夕食に白米を食べなくなってから、体重の変化はいかがですか？ ◀…… 体重の変化を確認

Pt. 最初は少し体重が減って喜んでいたんですが、それからだんだん体重が減らなくなって…。やっぱり、おかずを食べ過ぎなんでしょうか？

Dr. そうですね。糖質制限の効果には個人差がありますからね。それに…。

Pt. それに？

Dr. 食事の量だけでなく、他にも気をつけるべきことがあるんです。

Pt. それはどんなことですか？

Dr. まずは、食事の質です。内臓脂肪を減らすには食事のポイントが3つあります。 ◀…… 食事の質について説明

Pt. その3つのポイントって何ですか？

Dr. 1つ目は脂質を減らして筋肉の元となるたんぱく質を増やすことです。

Pt. 2つ目は？

Dr. 2つ目は、糖質をとる時には必ず、野菜やキノコなど食物繊維を一緒にとります。3つ目は油をとるなら「オメガ3」と呼ばれるいい油をとることです。ここにメニューの例やレシピがありますので参考にしてみて下さい。 ◀…… 具体的な提案

Pt. はい、わかりました！

＼おすすめのマジックワード／

内臓脂肪を減らす食事のポイントは3つあります

ピマ族の運命は？

世界には糖尿病人口が多い国や民族がいます。アメリカのアリゾナ州に住むピマ族の成人人口の半数以上が肥満と糖尿病です。そのピマ族の歴史をひもとくと、3万8000年前までさかのぼります。

ピマ族は中央アジアからアリューシャン列島を経て、メキシコへと移動し、一部がアリゾナ州に移り住みました。元々は狩猟民族で、肥満と糖尿病は多くはありませんでした。ピマ族に肥満と糖尿病が増えだしたのは第二次世界大戦後のことです。ピマ族は貧困であったために、米国政府より小麦粉・砂糖・油が支給されました。従来の食生活と異なり、油で揚げたパンに砂糖をまぶした食生活となりました。それと戦時中にハンバーガーなど高脂肪食の味も覚えてしまいました。

それとは対照的に、メキシコに今でも住み伝統的で質素な食生活と農作業など肉体労働をしているピマ族は、アリゾナ州のピマ族に比べて、平均体重は約26kg少ないそうです。

ピマ族が肥満と糖尿病になりやすいことから、その原因となる遺伝子についての研究が進み、1995年には熱産生と脂肪分解に関わるβ_3-アドレナリン受容体遺伝子多型（Trp64Arg）が発見され、世界的にも注目されました。

同じ蒙古系の日本人にも同じタイプの遺伝子多型を持つものが多いようです。ピマ族と同じ轍を踏まないためにも、現在の食生活を再点検する必要がありそうです。

第5章

糖尿病療養指導
運動編

運動不足の患者さんの言い訳

糖尿病患者さんが運動することで、インスリン感受性がよくなり、血糖コントロールは改善します。さらに、運動は体力の維持や向上につながります。そのため、糖尿病患者さんには週に150分以上の有酸素運動や週に2・3回の筋トレが勧められます。また、座位時間が長いと糖尿病になりやすいことから、30分に一度は立ちあがることが勧められます。もちろん、テレビ体操やストレッチなど毎日できる身体の手入れも大切です。ところが、糖尿病患者さんは「運動する時間がない」「天候が悪い」「膝が痛くて歩けない」などといろいろな言い訳をします。

運動不足な患者さんの言い訳から、運動療法への変化ステージをある程度、推察することができます。運動に関する言い訳を変化ステージ別にみてみましょう。「運動は苦手」「運動は楽しくない」「運動すると疲れる」「運動すると筋肉痛になる」など運動に対するマイナス面を強調する患者さんは前熟考期にあります。中には「転倒するのが怖い」と閉じこもっている高齢糖尿病患者さんもいます。そういった患者さんに「健康のために運動しなさい」と一方的に説明しても心に響きません。

それに対して「天候が悪くて運動できない」という人は、健康のために運動しなければという認識はあります。そして、運動療法の阻害因子について自分でも気がついている熟考期にあります。維持期にある人は少々の雨でもウォーキングをしたり、暑い夏でも涼しい時間を見つけて運動したりしています。ところが、「夏は暑くて運動できない」と言う人は冬になると「冬は寒くて運動できない」などの言い訳が出ます。「春は花粉症で」、「秋は行事が多くて」など季節に合わせて言い訳する人もいます。これは、自分は運動する気はあるのだが、何か他の要因が運動するのを邪魔していると考えている人です。「統制の所在」（ローカス・オブ・コントロール）という考え方があります。統制の所在が内側（自己）にある人は、運動するのもしないのも自分のせいと考えています。それに対して、統制の所在が外側（他者）にある人は運動できないのは自分ではなく、他人や環境のせいと考える傾向があります。統制の所在が外側－良くも悪くも環境のせいと考えます。天候のせいにする人は統制の所在が他者にあります。中には、「一緒に運動する人がいない」「近くに運動する施設がない」など運動環境に関する言い訳を言う人もいます。

「仕事が忙しくて運動する時間がない」「毎日、運動する時間はとれない」などは準備期に当たります。働き盛りの患者さんにみられる言い訳のひとつです。

患者さんから運動に対する言い訳が出た時は今の指導方法を変えるチャンスです。読者の皆さんならどんなアプローチをされますか？

第5章ケースファイル

運動不足の人の言い訳よりコミュニケーションを考える

変化ステージ	運動不足の人の言い訳	症例
前熟考期	運動する気持ちがわかない	CASE 5-1
	特に何も運動していない	CASE 5-2
	テレビの守りをしている	CASE 5-3
	家でゴロゴロしている	CASE 5-4
熟考期	暑くて運動できない	CASE 5-5
	膝が痛くて歩けない	CASE 5-6
	水着になるのが嫌	CASE 5-7
準備期	運動する時間がない	CASE 5-8
	1人ではなかなか歩けない	CASE 5-9
	運動が続かない	CASE 5-10

CASE
5-1

運動する気持ちがわかない

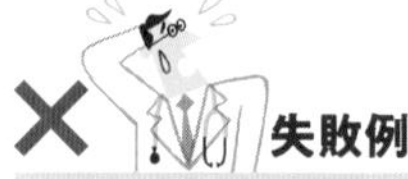

失敗例

Dr. 血糖が高いですね。ちゃんと運動していますか！

Pt. いえ…。

Dr. なぜ、運動しないんですか！ ◀ ダメ出し、運動しない理由を問いただす

Pt. なぜって言われても…。

Dr. 食後に運動すれば、血糖コントロールはよくなります。運動する時間はあるでしょ。 ◀ 決めつけ

Pt. はい…。運動する時間はあるんですが、**運動する気持ちがなかなか起きなくて…**（言い訳）。

Dr. 糖尿病なんですから、運動を習慣づけないと…、わかりましたか。

Pt. はい…。

＼こうすればうまくいく！／

運動を始める理由を探る

運動を開始する理由は人それぞれです［**表1**］。競技や試合に勝つために運動する人もいれば、健康のために運動している人もいます。『スポーツの実施状況等に関する世論調査について』（スポーツ庁、平成28年度）によると、運動している理由として、「健康のため」「体力増進・維持のため」「楽しみ・気晴らしとして」「運動不足を感じるから」「筋力増進・維持のため」「肥満解消・ダイエットとのため」「友人・仲間の交流」があげられています。「家族とのふれあい」「美容のため」「自己の記録や能力を向上させるため」「精神の修養や訓練のため」と答えている人もいます。また、運動への動機づけに商品券などのインセンティブが用いられることがありますが、運動グッズやスポーツ施設の利用券はあまり人気がありません。なぜなら、運動しない人はそのインセンティブに魅力を感じず、既に運動している人は持っているからです。

成功例

Dr. 最近、どんな運動をされていますか？

Pt. それが…、運動しなければという気持ちはあるんですが、**なかなか運動しようという気持ちがわかなくて…**(言い訳)。

Dr. なるほど。運動を始めるスイッチが入っていないわけですね。

Pt. そうなんです。

Dr. 何か目的がないと歩けないのかもしれませんね。 ◀…… 運動する目的について説明

Pt. 確かに。

Dr. 何があれば運動を始めるきっかけになりますかね。

Pt. ダイエットのためだけだと、続きそうにないし…。

Dr. 人間は損得と楽しくか楽しくないかで、やるかやらないかを決めているそうです。何か得することがあると運動しようという気が起こるかもしれませんね。 ◀…… やる気スイッチについて説明

Pt. 何かもらえたら歩けるかも。

Dr. ハハハ。確かに、運動したら、現金や商品券があるといいかもしれませんね。歩けば歩くほど、安くなる生命保険というのもありますが、それでなくても、買い物やお寺参りの割引券なんかでもいいですね。 ◀…… 方法について説明

Pt. なるほど、少し遠くのスーパーの方が安くていいものを売っているので、そこまで歩いていくことにします。

＼おすすめのマジックワード／

何か得することがあると
運動しようという気が起こるかもしれませんね

表1　あなたが運動を始めるきっかけは？

● 健康のため	● 体力の維持・向上のため	● ダイエットのため
● ストレス解消のため	● 仲間との交流のため	● 美容のため
● 精神の修養のため etc.		

CASE
5-2 特に何も運動していない

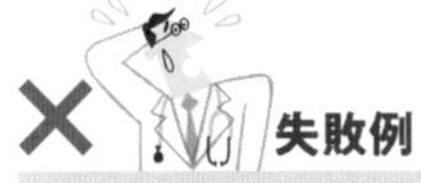

✕ 失敗例

Dr. 血糖が高いですね。 ◀ あいまいな検査結果の説明

Pt. はい…。

Dr. 何か運動していますか！ ◀ 運動していないと決めつけ

Pt. …。いえ、**特に何もしていません**(言い訳)。

Dr. それはいけませんね。何か運動するようにしないと…。 ◀ 理想論を提示

Pt. はい…。

Dr. 運動すれば、体重も減るし、インスリン抵抗性が改善されて血糖コントロールもよくなります。 ◀ 一方的に説明

Pt. はい…。

Dr. 頑張って歩くんですよ！

＼こうすればうまくいく！／

過去の運動歴を尋ねる

成人の運動習慣の割合は3割程度ですが、子どもの頃の運動習慣の割合はほぼ10割です。学生時代はスポーツや部活をしていた人も多いですね。過去の運動歴を尋ねると、運動に対する考え方や好みを推察することができます。次に、**表2**を用いたりして、現在の状態を尋ね、将来の運動に対する考え方を尋ねます。

表2 運動習慣に対する考え方

	若い頃	現在	近い将来	将来
歩く				
仕事や日常生活				
筋トレ				
趣味やスポーツ				

成功例

Dr. どんな運動をされていますか？

運動していることが前提の質問

Pt. **特に何も運動していません**（言い訳）。

Dr. そうでしたか？ 昔はどんな運動やスポーツをされていましたか？

過去の運動歴について質問

Pt. 学生時代はサッカーをしていました。

Dr. そうですか。それから？

Pt. 冬はスノボーですかね。けど、今は、何も運動はしていません…。あっ、たまにゴルフに行くくらいですかね。

Dr. なるほど。それなら運動のやり方や楽しさはよくわかっておられますね。歩く量はいかがですか？

Pt. 今とは全然違います。営業でよく歩いていました。

Dr. なるほど。今はいかがですか？

Pt. デスクワーク中心で…。休みの日もあまり歩いていません。

Dr. そうでしたか。それなら、運動の仕方はわかっておられますね。将来はどうされたいですか？

今後について質問

Pt. 平日はなかなかまとまって運動する時間はとれないのですが、休みの日にはどこかに…。

Dr. それはいいですね。

＼おすすめのマジックワード／

若い頃はどんな運動やスポーツをされていましたか?

CASE 5-3

テレビの守りをしている

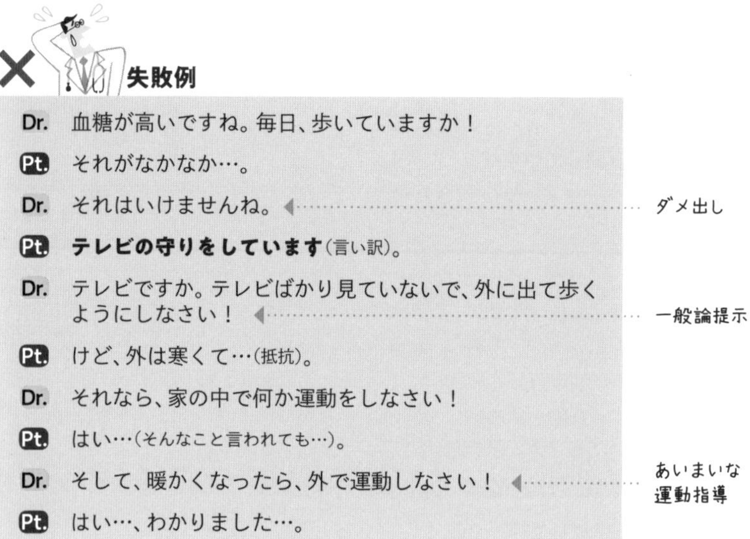

✕ 失敗例

Dr. 血糖が高いですね。毎日、歩いていますか！

Pt. それがなかなか…。

Dr. それはいけませんね。 ◀ ダメ出し

Pt. **テレビの守りをしています**（言い訳）。

Dr. テレビですか。テレビばかり見ていないで、外に出て歩くようにしなさい！ ◀ 一般論提示

Pt. けど、外は寒くて…（抵抗）。

Dr. それなら、家の中で何か運動をしなさい！

Pt. はい…（そんなこと言われても…）。

Dr. そして、暖かくなったら、外で運動しなさい！ ◀ あいまいな運動指導

Pt. はい…、わかりました…。

＼こうすればうまくいく！／

テレビの視聴時間=不活動時間と説明する

「テレビの守りをしているんです」という患者さんの行動パターンを振り返ると、コタツに入って、1日中、テレビを見ながら過ごしています。テレビの視聴時間が長い人は肥満や糖尿病になりやすいことがよく知られています。その理由として、テレビを見ながらゴロゴロしている、ながら食いをしていることなどが考えられています。中には料理番組やグルメ番組などで食欲が出て、何かをつまんでいる人もいます。「どんなテレビ番組をよく見ますか？」と尋ねて、頭を使うクイズ番組やスポーツ番組などの視聴を勧めましょう。最もお勧めなのはテレビ体操です。テレビ体操の時間帯（早朝、午前中、午後）を貼っておき、身体を動かしたくなる生活環境を作っておくことが大切ですね。

成功例

Dr. 普段、家の中ではどんな生活をされていますか？

Pt. （照れながら）**テレビの守りをしています**（言い訳）。

Dr. ハハハ…。テレビの守りですか。家の中で何か、運動されることはありますか？

Pt. たまに、掃除をしたりはするんですが…。なかなか…（抵抗）。

Dr. 普段、どんなテレビ番組をよく見ますか？ ◀…… TVについて質問

Pt. ニュースやバラエティが多いです。

Dr. お勧めの番組がありますよ！

Pt. それは何ですか？

Dr. 「テレビ体操」です。テレビ体操の時間になったら、チャンネルを合わせることです。そして、音楽に合わせて身体を動かしますよ。 ◀…… TV体操を提案

Pt. 確かに、昔はラジオ体操をよくやっていました。

Dr. ラジオ体操も2番までやると6分近くになりますが、食後血糖も下がってくるそうです。

Pt. そうなんですか。ちょっと、テレビ体操、やってみようかな。

Dr. 1日に3回、テレビ体操の放送があるそうなので、これをテレビの所に貼っておいて下さいね。 ◀…… メモを渡す

Pt. はい、わかりました。頑張ってやってみます！

＼おすすめの**マジックワード**／

普段、どんなテレビ番組を見ていますか?

CASE
5-4

家でゴロゴロしている

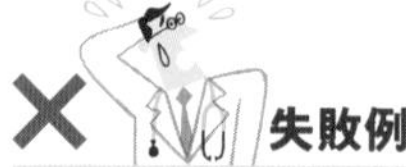

失敗例

Dr. 体重が増えていますね。

Pt. そうですか。

Dr. そうですか、じゃないでしょ。血糖も上がっているし…。 ◀ ダメ出し

Pt. …。

Dr. ちゃんと運動していますか！

Pt. はい…。あまり、運動していません(抵抗)。

Dr. それはいけませんね。外で運動ができないんなら、家で何か運動しなさい。 ◀ 一方的な指導

Pt. はい…。**家ではゴロゴロしていることが多くて…**(言い訳)。

Dr. それがいけないんです。外に出て歩いたり、家で何か運動すればいいんですよ。 ◀ とりあえずの行動目標、あいまいな指導

Pt. …。

Dr. いいですか。家ではゴロゴロしないように。わかりましたか。 ◀ 言葉を遮る

Pt. はい…、わかりました…。

＼こうすればうまくいく！／

肥満サイクルからの脱出作戦を練る

家でゴロゴロしている肥満者は、早食いで高栄養となり、体重が増加し、動きたくなくなり、ますます家でゴロゴロするようになります。家でゴロゴロしていると何かをつまんで、さらに体重が増加するという肥満サイクルに陥っています［図1］。この肥満サイクルから抜け出す作戦を患者さんと一緒に練ることが大切です。

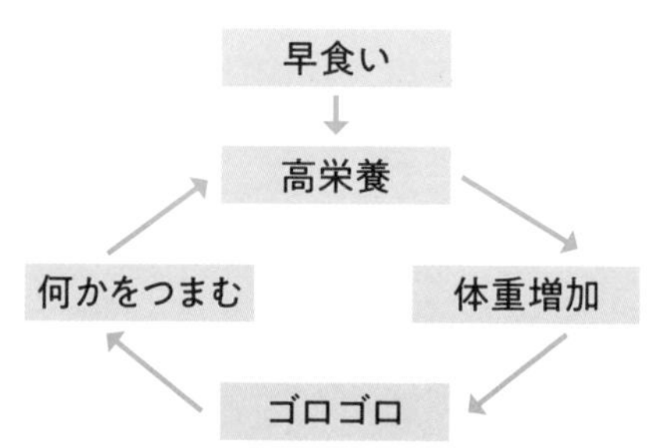

図1 肥満サイクル(中年)

○ 成功例

Dr. 運動の方はいかがですか？

Pt. それがなかなか、**家ではゴロゴロしていることが多くて…**（言い訳）。

Dr. なるほど。

Pt. よくないのはわかっているんですが…。

Dr. わかっておられて、よかったです。家でゴロゴロしていると、何かをつまんでしまうことも多いですしね。 ◀ 家での行動パターンを予測する

Pt. そうなんです。外に出ている時は食べないのに、家でゴロゴロしていると、食べてしまって…。

Dr. そうすると、体重が増えて、また、動きたくなるという肥満サイクルに陥ってしまうんです。家でゴロゴロしていると、濁点がとれて「コロコロ」になってしまいますよ。 ◀ 「ゴロゴロ」と「コロコロ」をかける

Pt. ハハハ。どうしたらいいですか？

Dr. まずは、肥満サイクルから脱出する作戦を一緒に練りましょう！どこから始めたらいいですかね？ ◀ 一緒に取り組む姿勢

Pt. やっぱり、ゴロゴロしていると何かをつまむので、ゴロゴロしないことですかね。

Dr. そうですね。横になるより座る、座るより立つ、立つより歩く時間を増やすようにするといいですよ。 ◀ 座位生活を止める提案

Pt. なるほど。家ではテレビを見ながらゴロゴロしているので、テレビを見る時は座る、いや、時々、立って見るようにします。

Dr. それはいいですね。

＼おすすめのマジックワード／

肥満サイクルからの脱出作戦を一緒に練りましょう！

CASE
5-5

暑くて運動できない

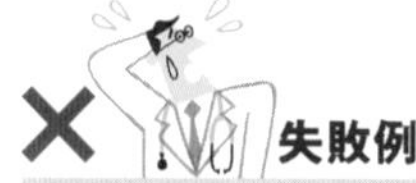

✕ 失敗例

Dr. 血糖がなかなか下がりませんね。最近、運動していますか！

Pt. それがなかなか…。**最近、暑くて…**（言い訳）。

Dr. 確かに。

Pt. 外で運動すると熱中症になりそうで…（抵抗）。

Dr. それなら、涼しい時間帯に運動されてはいかがですか？ ◀ 患者の運動環境を配慮せず、一方的な指導

Pt. いや、朝は忙しくて運動する時間はないし、夜は危なくて…（抵抗）。

Dr. それなら、休みの日にプールに行くとか…。

Pt. 近くに、プールがなくて…（抵抗）。

Dr. それなら、家の中で何か運動しなさい！ ◀ とりあえずの行動目標、あいまいな運動指導

Pt. はい…、わかりました。

＼こうすればうまくいく！／

家の中でできる運動を具体的に紹介する

「暑くて運動できない」と嘆く患者さんがいます。こういった患者さんの中には、比較的時間がとられるウォーキングなどの有酸素運動だけが糖尿病の運動療法と思い込んでいます。スクワットなどの筋力トレーニング（筋トレ）も糖尿病の運動療法のひとつです。筋トレをすることでインスリン感受性がよくなり、血糖コントロールが改善します。但し、息を止めいきむなど筋トレで血圧が上昇しないように注意を促しておくことも大切です。ジムなどでマシンを用いて専門家の監視下で行うのが最も効果が高いのですが、家の中でスクワットなど自分の体重を用いて筋トレを行うこともできます。

成功例

Pt. **暑くて運動がなかなかできなくて…**(言い訳)。

Dr. 確かに、最近、暑いですからね。無理に日中、運動すると熱中症になりやすそうですね。近くに、プールとかありますか? ◀ プールの確認

Pt. プールで歩けたらいいんですけど、近くになくて…(抵抗)。

Dr. そうですか。若い頃はどんなスポーツや運動をされていましたか? ◀ 過去の運動歴の確認

Pt. 学生時代はバスケをしていました。今は全然なんですけど…。

Dr. それは凄いですね。それなら、涼しい家の中でできる、いい運動がありますよ! ◀ 前置きをする

Pt. それは何ですか?

Dr. ちょっと立ち上がって、膝を軽く曲げて下さい。膝がつま先より先に出ると、太ももの後ろの筋肉はゆるんでしまいます(正しいスクワットの姿勢を説明)。 ◀ スクワットについて説明

Pt. あっ、本当だ。けど、後ろに倒れそうです。

Dr. そこで、バランスをとるために手を前に出します。そして、ゆっくりと、下がってみましょう。血圧を上げないために、声を出しながらやるといいですね。1、2、3…(10までゆっくりと数え、血圧が上がらない工夫を説明)。 ◀ 血圧を上げない方法を説明

Pt. 1、2、3…。

Dr. 膝を痛めますから、90度以下に曲げる必要はありません。110度くらいで2秒キープして、すっと立ち上がります。

Pt. 1･2でキープ、3で立ち上がるんですね。何回くらいやったらいいですか?

Dr. 1セット10回程度。少し休んで3セットが目標です。これを週に3回、月曜、水曜、金曜で、お願いします。 ◀ 曜日を指定する

Pt. これなら家でもできそうです。

＼おすすめのマジックワード／

涼しい家の中でできる、いい運動がありますよ!

CASE
5-6

膝が痛くて歩けない

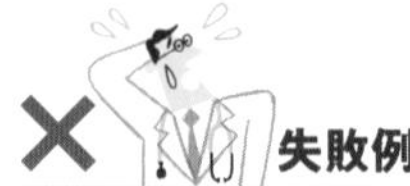

✕ 失敗例

Dr. 血糖が高いですね。何か運動していますか！

Pt. 運動したいとは思っているんですが、**膝が痛くて歩けないんです…**（言い訳）。

Dr. それなら、食事で体重を減らしてから、運動しなさい。 ◀ 一般論を提示

Pt. はい…。食事には気をつけているつもりなんですけど…。

Dr. 気をつけているつもりだけじゃだめなんです。ちゃんとやらないと！ ◀ あいまいな食事指導

Pt. はい…。

Dr. あと、歩かなくてもいいから、何か体操でもしなさい。 ◀ あいまいな運動指導

Pt. はい…。

＼こうすればうまくいく！／

膝を守る運動を紹介する

成人してからの体重増加は、手術を要する変形性膝関節症のリスクを高めることがわかっています。まずは、成人してからの体重増加がどのくらいであるかを確認します。そして、体脂肪モデルなどを使って体重増加が膝に与える影響について説明します。そうすることで、膝を守るために減量しなければという気持ちが高まります。気持ちが高まった後に、膝を守る大腿四頭筋のトレーニングについて説明をすることで、実行率が高まります。

〇 成功例

Dr. 20歳から体重は何kgくらい変わりましたか？ ◀ 20歳からの体重変化を質問

Pt. 20歳からですか…。15kgくらい増えました。

Dr. なるほど。ここに体脂肪のモデルがあります。 ◀ 3kgの体脂肪モデルを持ってもらう

Pt. それ、何kgなんですか？

Dr. 大きさも重さも3kgのモデルになります。ちょっと持ってみますか？

Pt. えっ、重いですね。これが5個分（15kg）ついたということですか？ 膝に負担がかかるのも当然ですね（驚く）。

Dr. そうですね。元の体重まで戻す必要はなく、3kgの減量でも膝の痛みは軽くなると思いますよ。

Pt. そうですか。**けど、膝が痛くて歩けなくて…**（言い訳）。

Dr. 少しでも膝の負担を軽くしたいですね。

Pt. やっぱり、食事量を控えた方がいいのかしら…。

Dr. そうですね。食事量を控えると、少しずつ体重が減ってくると思いますよ。それと…。

Pt. それと？

Dr. 膝を守る運動がありますので、是非、実践してみて下さい。

Pt. えっ、それはどんな運動ですか？

Dr. ちょっとやってみましょうか？（大腿四頭筋のトレーニングについて説明を始める） ◀ トレーニング方法について説明

＼おすすめのマジックワード／

20歳から何kgくらい体重が変わりましたか?

CASE
5-7
水着になるのが嫌

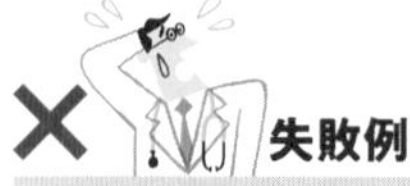

失敗例

Dr. 血糖が高いですね。 ◀ あいまいな検査結果の説明

Pt. はい…。

Dr. 運動していますか！

Pt. 膝が痛くて歩けないんです(抵抗)。

Dr. それなら、プールで歩かれてはいかがですか？

Pt. はい…。近くに、プールはあるんですけど、**水着になるのが嫌で…**(言い訳)。

Dr. また、そんなことを言って…、恥ずかしがるような年でもないでしょ…。 ◀ 決めつけ

Pt. そうなんですけど…。少し痩せてからプールに行こうかなと思って…(抵抗)。

Dr. またまた、そんなことを言って…。そんなことを言ってばかりいたら、いつまでもプールに行けませんよ。 ◀ ダメ出し

Pt. はい…、わかりました…。

＼こうすればうまくいく！／

水中運動のメリットを伝える

水中に首まで入ると体重は月の重力と同じ（約1/7）になり、膝の痛みがある人に水中運動は勧められます。「浮力」が膝を守ります。速く動けば動くほど大きくなる水の「抵抗」は筋トレになります。身体に心地よい刺激を与える「水温」は、身体から体温を奪うため、エネルギーの消費を高めます。水深が深くなればなるほど「水圧」は高まり、血行がよくなります。こういったメリットがあるのですが、水着になるのに抵抗を感じる人もいます。しかし、最初は水着に着替えるという抵抗感がありますが、始めると、水中運動は非日常的で開放感があります。中には、だんだん水着が派手になってくる患者さんもいます。

成功例

Dr. 健康のためにどんな運動を考えておられますか？

Pt. 歩きたいと思っているんですが、膝が痛くて…(抵抗)。

Dr. なるほど。それなら膝にいい運動をされるといいかもしれませんね。 ◀ 理解を示す

Pt. それは、やっぱり、プールで歩くことですか…。近くに、いいプールがあるんですが…。

Dr. それはよかったです。

Pt. **けど、水着になるのが嫌で…**(言い訳)。

Dr. 確かに、誰しも水着になるのは嫌ですよね。

Pt. そうなんです。

Dr. プールに胸までつかると、浮力で体重が約7分の1、つまり月の重力と同じになりますので、膝にかかる負担はとても少なくなりますね。それに…。 ◀ 浮力の説明

Pt. それに？

Dr. 速く動けば動くほど、水の抵抗は大きくなり、筋トレとなります。水深が深くなればなるほど、水圧で血行がよくなります。適度な水温でエネルギー消費が高まるのでダイエットには最適です。 ◀ 水の抵抗などを補足

Pt. けど、水着になるのに抵抗があって…。

Dr. 確かに。それも最初だけだそうですよ。だんだん水着が派手になってくる患者さんもいます。

Pt. そうですか。プールに行っている人たちは痩せていますか？

Dr. はい。頑張っている人は効果もついてきていますよ。

Pt. それなら、プールに行ってみようかしら…。

Dr. まずは、パンフレットをもらいに行ってみて下さい。 ◀ 最初の一歩を提案

Pt. はい、わかりました。

＼おすすめのマジックワード／

まずは、パンフレットをもらいに行ってみて下さい！

CASE
5-8 運動する時間がない

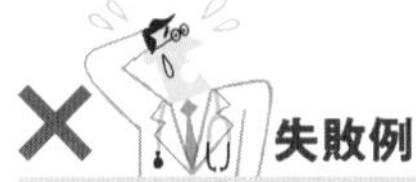

✕ 失敗例

Dr. 血糖が高いままですね。

Pt. …。

Dr. 毎日、ちゃんと歩いていますか！ ◀……歩いていないと決めつけ

Pt. それが…、仕事が忙しくて、**運動する時間がなかなかとれなくて…**(言い訳)。

Dr. それはいけませんね。毎日、歩くようにしないと…。

Pt. けど、20分以上運動しないと脂肪は燃えないんでしょ。**そんな時間はなかなかとれません**(言い訳)。

Dr. ううん…。 ◀……弱気な姿勢

Pt. そんなにまとまった時間は毎日、とれません(抵抗)。

Dr. …。それなら、休みの日に歩くようにしなさい。 ◀……とりあえずの行動目標

Pt. はい…、わかりました…。

＼こうすればうまくいく！／

細切れ運動を提案する

「仕事が忙しくて、運動する時間がない」という言葉の裏には「運動したいと思っているが、まとまって運動する時間がとれない」という気持ちが潜んでいます。確かに、有酸素運動を20分以上続けると、糖質よりも脂質の利用率が高まります。しかし、10分や15分の細切れ運動でも脂肪が燃焼することが最近の研究でわかっています。もし、「20分以上、運動しないと脂肪は燃えない」と勘違いしているようなら、最新の運動に関するエビデンスを紹介し、1回10分×3回の細切れ運動でも、1回30分の運動と同等に体力増強や減量に効果があることを説明します。運動は習慣化が重要です。**表3**を用いながら、話をしてもいいですね。最初は1日に2回の細切れ運動からスタートします。「1日の中で10分の運動ができる時間帯はありますか？」と尋ねてみましょう。

成功例

Dr. 最近、運動の方はいかがですか？

Pt. 仕事が忙しくて、**なかなか運動する時間がとれなくて…**（言い訳）。

Dr. なるほど。運動したい気持ちは持っておられるんですね。◀… 理解を示す

Pt. はい、運動する気持ちはあるんですけど…。20分以上運動しないと脂肪は燃えないんでしょ。**そんなまとまった時間がとれないので…**（言い訳）。

Dr. なるほど。昔は20分以上しないと脂肪が燃えないって言っていましたよね。けど、最近の研究では1回30分の運動でも、10分を3回とか15分を2回とか細切れにしてもトータル30分以上運動すれば運動の効果は同じだそうです。むしろ、いいとの研究結果もあります。◀…… 細切れ運動の説明

Pt. えっ、そうなんですか。それなら通勤や隙間時間にできそうです。どんな運動がお勧めですか？（感動する）

Dr. 少し息がはずむくらいの速歩がお勧めです。1回10分は約1000歩に相当しますので、1日に3回、週に5回できれば1週間で150分になります。これが目標です（週当たりの運動目標を提示）。

Pt. なるほど。

Dr. まずは、無理せず、1日に1･2回からスタートしてみて下さい。◀… スモール･ステップで開始することを提案

Pt. はい、わかりました！

＼おすすめのマジックワード／

細切れ運動の方が減量に効果がありますよ！

表3 細切れ運動の実践

	月曜	火曜	水曜	木曜	金曜	土曜	日曜
1回							
2回							
3回							

1. 隙間時間を見つける
2. 1回10分（≒1000歩）の速歩からスタート
3. 目標は1日に3回（10分×3回）、週に5日の150分

CASE 5-9

1人ではなかなか歩けない

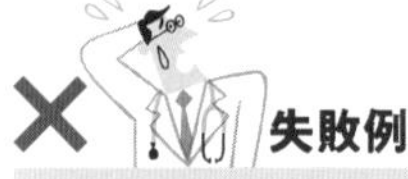

✕ 失敗例

Dr. 血糖コントロールが悪いですね。

Pt. はい…。

Dr. 1日1万歩を目指して歩きなさい！ ◀ 一般論を提示

Pt. はい。それはよくわかっているんですが…。なかなか…（抵抗）。

Dr. 血糖コントロールをよくするにはウォーキングが手軽です。

Pt. **けど、1人ではなかなか歩けなくて…**（言い訳）。

Dr. また、そんなことを言って…。こんなに血糖が悪いんですから1人でも歩かないと…。 ◀ 一方的な指導

Pt. はい…、わかりました。

＼こうすればうまくいく！／

運動サポーターを探す

「1人でなかなか歩けない」という患者さんがいます。そういった患者さんには、専門的なアドバイスがもらえる指導者、運動することに理解をしてくれる理解者、一緒に運動をやってくれるサポーターを見つけておくことが大切です［**表4**］。一緒に歩くのは人間だけとは限りません。犬も一緒に歩いてくれるサポーターになります。

表4 いろいろある運動サポーター

分類	運動サポーター
指導	運動のやり方について、専門的なアドバイスや指導をしてくれる人
理解・応援	運動に時間を費やすことを理解してくれる人 運動するように励ましたり、応援してくれる人
共同実施	一緒に運動をやってくれる人・動物
賞賛・評価	運動することについて、ほめてくれたり、評価してくれる人

成功例

Dr. 運動の方はいかがですか？

Pt. 運動しなければいけないのはよくわかっているんですが、**1人でなかなか歩けなくて…**(言い訳)。

Dr. 確かに、1人で外を歩くのは難しいですよね。 ◀……… 理解を示す

Pt. そうなんです。

Dr. 一緒に歩いてくれる人が誰かおられるといいんですが…。 ◀… 一緒に考える姿勢

Pt. それが、なかなか…。

Dr. 何かペットは飼っておられますか？ ◀……… ペットの有無を尋ねる

Pt. 昔、犬を飼っていました。

Dr. 犬、いいですね。

Pt. そういえば、犬を飼っていた時はよく歩いていました。血糖もよかったし…。

Dr. そうでしたか。犬でなくてもいいので、一緒に歩ける人が誰かいるといいですね。 ◀……… サポーターの確認

Pt. 何か考えてみます！

＼おすすめのマジックワード／

犬でなくてもいいので、一緒に歩ける人がいるといいですね

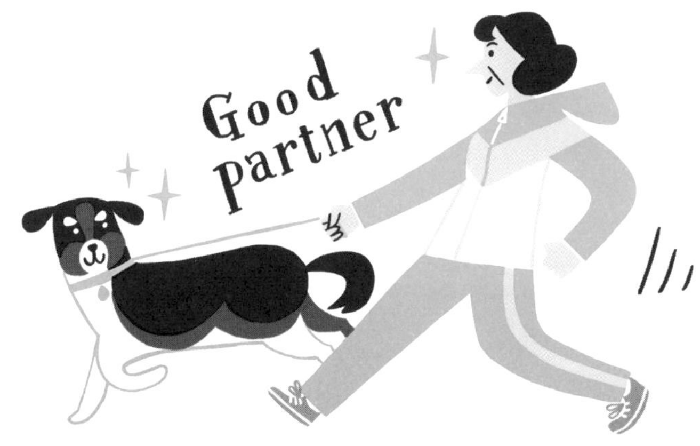

CASE 5-10 運動が続かない

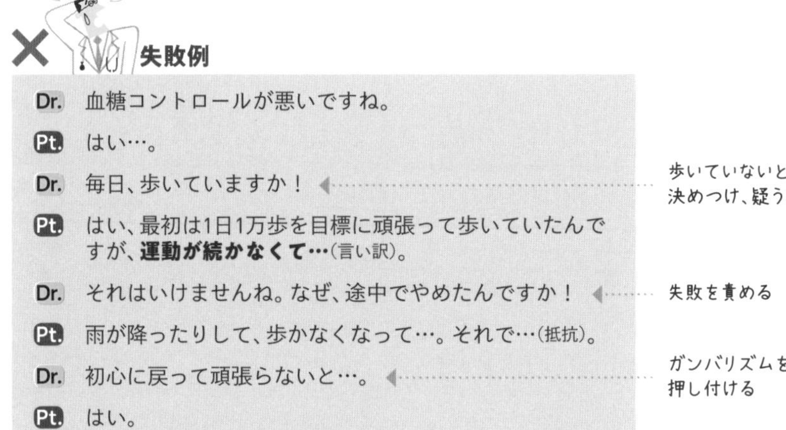

✕ 失敗例

Dr. 血糖コントロールが悪いですね。

Pt. はい…。

Dr. 毎日、歩いていますか！

Pt. はい、最初は1日1万歩を目標に頑張って歩いていたんですが、**運動が続かなくて…**(言い訳)。

Dr. それはいけませんね。なぜ、途中でやめたんですか！

Pt. 雨が降ったりして、歩かなくなって…。それで…(抵抗)。

Dr. 初心に戻って頑張らないと…。

Pt. はい。

Dr. 頑張って歩くんですよ！

Pt. はい…、わかりました…。

＼こうすればうまくいく！／

運動したくなる刺激を作る

一度は運動を始めたが、運動が長続きしない人がいます。そういった人には運動したくなる刺激や工夫をしておくことが大切です。いい道具や服装などを揃えたりする「形から入る」のも一法です。逆に、運動を止めるきっかけとなる悪い刺激もあります。よい刺激を増やして悪い刺激を減らすのがポイントです［**表5**］。

表5 運動に対するよい刺激と悪い刺激

よい刺激	歩きやすい靴／玄関にウォーキングシューズを置いておく／運動グッズを目のつく所に置いておく／外に出る用事や機会を作る／運動したくなるポスターを貼る
悪い刺激	歩きにくい靴／普段からダラダラとした服装／電動自転車を買った／近くのスーパーにも車を使用／犬が死んだ

○ 成功例

Dr. 運動の方はいかがですか？

Pt. はい。最初は1日1万歩を目標に頑張って歩いていたんですが、**運動が続かなくて…**（言い訳）。

Dr. 途中で運動を止めた理由を教えてもらってもいいですか？ ◀ 運動継続の阻害要因の確認

Pt. はい。朝と晩に犬と一緒に歩いていたんですけど、その犬が死んでしまって…。それから、歩かなくなったんです。

Dr. なるほど。犬と一緒に歩くのが、よい刺激になっていたんですね。

Pt. そうなんです。けど、また、歩かないとだめですよね。

Dr. そうですね。今度は運動を続ける工夫をされておくといいですよ！

Pt. それはどんな方法ですか？

Dr. 運動を続けるためにはよい刺激をたくさん作っておくことです。 ◀ 刺激統制法について説明

Pt. よい刺激？

Dr. 歩きやすい靴や服装など「形から入る」のも一法です。

Pt. なるほど。

Dr. 目のつく所に運動グッズを置いておいたり、運動する気になるようなポスター…、例えば、憧れているスポーツ選手のポスターを貼っておくのもいいですね。私はトイレに貼っていますので、トイレの後に運動する気持ちが高まります。 ◀ 具体例を挙げる

Pt. ハハハ。

Dr. 逆に、電動自転車を買うと歩かなくなります。これは悪い刺激の例ですね。

Pt. 確かに。いろいろ工夫してみます。

＼おすすめのマジックワード／

運動を続けるためには
よい刺激をたくさん作っておくことが大切です

COLUMN
コラム

運動療法は薬

糖尿病のあるなしに関わらず、運動療法は心血管疾患やフレイルのリスクを低下させ、健康寿命を延ばします。

糖尿病ではアルツハイマー病などの認知症のリスクが高まるのですが、2つのことを同時に行う「デュアルタスク」という脳トレと運動療法を併用することで認知症予防に役立ちます。

定期的に運動することは健康的になるだけでなく、仕事や旅行など社会的な活動にもつながります。幸福度の高い人は運動習慣を持っている人が多いのです。つまり、運動療法は血糖コントロールの改善が目的だけではないのです。

一方、運動が血糖を低下させるメカニズムに影響すると徐々にわかってきました。運動することで、セリン／スレオニンリン酸化酵素の一種で、細胞内のエネルギーのセンサーとして重要な役割を担っているAMP活性化プロテインキナーゼ（AMP-activated protein kinase：AMPK）を活性化します。

欧米で、糖尿病の第一選択薬であるメトホルミンはこのAMP活性化作用を通じて、血糖を低下させる作用を持っています。まさに「運動療法は薬」（Exercise is Medicine）と言われるわけですね。

第6章

糖尿病療養指導
薬物療法 編

薬物療法をしている人の言い訳

バンティングとベストが犬の膵臓から血糖値を下げる物質であるインスリンの抽出に成功したのが1921年。それ以降、糖尿病治療薬は次々と開発され、経口薬は7種類、注射薬は2種類のラインナップとなりました［**表1**］。かかりつけの先生は、患者さんの年齢、性別、肥満やメタボリックシンドロームの有無、インスリン分泌不全やインスリン抵抗性などの病態、腎機能などの合併症、副作用に対する配慮、社会経済的状況などを考慮して糖尿病治療薬を選択しています。

表1　国内における糖尿病治療薬の歴史と副作用

年	糖尿病治療薬	代表的な副作用
1935年	インスリン製剤	低血糖
1954年	ビグアナイド薬	胃腸障害
1957年	スルホニル尿素（SU）薬	低血糖
1993年	α-グルコシダーゼ阻害薬	腹部膨満感、放屁
1997年	チアゾリジン薬	浮腫、骨折
1999年	速効型インスリン分泌促進薬	低血糖
2009年	DPP-4阻害薬	めまい、胃腸障害
2010年	GLP-1受容体作動薬	嘔気、胃腸障害
2014年	SGLT2阻害薬	尿路、性器感染症、脱水

しかし、薬をきちんと飲んでくれないことには薬物療法の効果は期待できません。治験などでは、服薬アドヒアランスが良好の定義は8割以上となっています。ところが、薬を飲み忘れる患者さんもいます。その理由はついうっかり、外出時の不携帯、薬の副作用に対する恐れなど様々です。インスリンやGLP-1受容体作動薬は注射なので痛みや注射に対するイメージから、導入に抵抗を示す患者さんもいます。

服薬や注射をしている患者さんの言い訳から、薬物療法への変化ステージをある程度、推察することができます。薬物療法に関する言い訳を変化ステージ別にみてみましょう。「薬を飲み始めると、一生飲まなければいけないから嫌だ」「注射は絶対に嫌だ」など薬物療法に対するマイナス面を強調する患者さんは前熟考期にあります。薬物療法に対する誤解がある場合も多いので、薬に関する正しい情報を提供することが大切です。

それに対して、「薬はなるべく飲みたくない」と言う人は必要なら飲まなければいけないと感じている熟考期にあります。薬を飲みたくない理由として、副作用、費用などがあります。中には、薬の名前を全然覚えてくれない人もいます。

「なぜか薬が余るんです」「つい薬を飲み忘れる」などは準備期に当たります。

患者さんから薬物療法に対する言い訳が出た時は今の指導方法を変えるチャンスです。読者の皆さんならどんなアプローチをされますか？

第6章ケースファイル

薬物療法に関する言い訳よりコミュニケーションを考える

変化ステージ	薬物療法に関する言い訳	症例
前熟考期	薬を飲み始めたら、一生飲まなければならない	CASE 6-1
	注射は絶対に嫌だ	CASE 6-2
熟考期	なるべく薬は飲みたくない	CASE 6-3
	薬の副作用が心配	CASE 6-4
	薬を増やされたくない	CASE 6-5
	薬の名前が覚えられない	CASE 6-6
準備期	なぜか薬が余るんです	CASE 6-7
	低血糖が心配	CASE 6-8
	むくみが気になる	CASE 6-9
	おならが気になる	CASE 6-10

CASE 6-1 薬を飲み始めたら、一生飲まなければならない

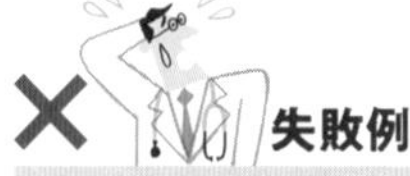

✕ 失敗例

Dr. 血糖が高いですね。

Pt. 食事には気をつけているんですが…。

Dr. そろそろ糖尿病の薬を飲まないといけませんね。 ◀ 医学的脅し

Pt. えっ、薬ですか。薬はなるべく飲みたくないんですけど…（抵抗）。

Dr. このまま血糖コントロールが悪いままだと、糖尿病合併症が出ますよ。薬を飲んで血糖を下げた方がいいですよ。 ◀ 危機感をあおる

Pt. **けど、薬を飲み始めたら一生飲まないといけないんでしょ…**（言い訳）。

Dr. 糖尿病は治らない病気です。薬は死ぬまで飲まないといけませんよ。

Pt. はい…。

Dr. きちんと薬を飲めば、血糖はよくなります。 ◀ 理想論を提示

Pt. そうですか…、もっと食事に気をつけますので、次回まで待ってもらえますか。

Dr. また、そんなことを言って…。倒れたら、誰があなたの面倒をみるんですか！いいですか。糖尿病の薬を出しておくので、きちんと飲んでおくように。 ◀ 一方的な提案

Pt. はい…、わかりました…。

＼こうすればうまくいく！／

患者さんの気持ちに寄り添う

血糖管理が十分にできていないのに、薬を拒否する患者さんがいます。そういった患者さんの気持ちに寄り添うことが大切です。糖尿病はインスリン分泌不全とインスリン抵抗性によるインスリン作用不足です［**表2**］。インスリン分泌不全を解消するのは難しいですが、インスリン抵抗性の改善は可能です。「途中で服薬を止められる人もいますよ！」とずっと薬を飲まなければいけないという不安を解消してあげることが大切です。

成功例

Pt. なるべく薬は飲みたくないんです（抵抗）。

Dr. なるほど。その気持ち、よくわかりますよ。 ◀…… 理解を示す

Pt. だって、**薬を飲み始めると、一生飲まないといけないんでしょ**（言い訳）。

Dr. なるほど。そう感じておられる人も多いかもしれませんね。

Pt. そうじゃないんですか？

Dr. はい。途中で薬が必要なくなる人もいますよ。

Pt. えっ、そうなんですか。

Dr. 糖尿病になる原因は、インスリンの出が悪くなる「インスリン分泌不全」と、インスリンの効きが悪くなる「インスリン抵抗性」が組み合わさって起きます。

Pt. なるほど。

Dr. インスリン分泌不全は薬を飲まないとなかなか改善しませんが、インスリン抵抗性は減量と運動に取り組めば劇的に改善しますよ。○○さんの場合はインスリンは身体の中から、まだ出ています。

Pt. そうなんですか。

Dr. そうです。将来的には薬が必要となるかもしれませんが、まずは、3か月間、減量と運動に真摯に取り組んでみてそれで改善しなかったら、薬を検討されてはいかがですか？ ◀…… 一緒に取り組む姿勢

Pt. わかりました。3か月間、頑張ってやってみます。

＼おすすめのマジックワード／

途中で薬が必要なくなる人もいますよ！

表2 糖尿病の原因

糖尿病 ＝ インスリン分泌不全 ＋ インスリン抵抗性

CASE
6-2
注射は絶対に嫌だ

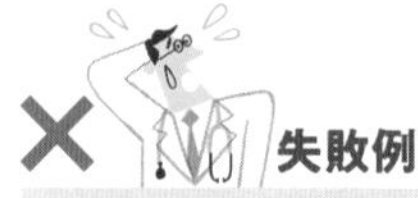

✕ 失敗例

Dr. 血糖コントロールが悪いですね。

Pt. …。

Dr. そろそろ注射にしましょうか。 ◀ 一方的な提案

Pt. えっ、注射ですか。**注射は絶対に嫌です**。もっと食事に気をつけますから…(言い訳)。

Dr. 前回も同じことを言っていたじゃないですか。 ◀ 言葉を遮る

Pt. …。

Dr. 血糖コントロールが悪いと合併症が出ますよ。注射をして血糖を下げておかないと…。 ◀ 危機感をあおる

Pt. はい…。けど、注射を始めると一生しないといけないんでしょ。それに注射をするのは痛そうで…(抵抗)。

Dr. そんなに痛くはありません。簡単ですから、看護師さんに注射の方法を説明してもらいます。 ◀ 一方的な提案

Pt. 次回まで待ってもらっていいですか。もっと食事に気をつけますから…(抵抗)。

Dr. そうですか。それなら、次回も血糖コントロールが悪いようなら、インスリンを導入しますね。 ◀ 一方的な提案

Pt. はい…、わかりました…。

＼こうすればうまくいく！／

注射が嫌な原因を明らかにする

飲み薬と違い、インスリン注射には抵抗を示す患者さんが多い現状があります。「注射は痛い」「注射をするような糖尿病は悪い糖尿病だ」「注射をすると外食できなくなる」など注射に対するイメージは患者さんによって違います。患者さんの注射が嫌な原因を明らかにして、その対策を話し合うことが大切です。

成功例

Dr. 飲み薬を初めて何年くらいになりますか？

Pt. 6年目になります。

Dr. そうですか。現在の飲み薬の組み合わせでは血糖管理目標は達成できないようです。そろそろインスリンを始めてみましょうか。

Pt. えっ、注射ですか。**注射は絶対に嫌です**（言い訳）。

Dr. そう言われる患者さんは多いですよね。インスリンに関するイメージは悪いですね。○○さんはインスリンにどんなイメージを持っておられますか？ ◀ インスリンのイメージについて質問

Pt. 注射って聞くと痛そうだし、毎日自分で注射するなんてできそうにもないし、友人と外食もできなくなるんじゃないかと思って…。

Dr. なるほど、他には？

Pt. 注射をしている糖尿病って、悪い糖尿病かなと思って…。

Dr. なるほど。同じようなイメージを持っている患者さんも多いですね。「注射は絶対に嫌だ」と言っておられた方が「こんなに簡単にできるんだったら、もっと早く始めておけばよかった」と言われる場合もあります。

Pt. えっ、そうなんですか。

Dr. そうなんです。今からインスリン注射へのイメージが変わる話をしますね。（引き出しからペン型の注入器を取り出す）これがインスリンです。これが採血に使う針（21G）ですが、インスリンに使う針はこれです（34G）。 ◀ インスリンの針について説明

Pt. 細くて、短いんですね。

Dr. そうです。だから、痛みがほとんどないんです。今から、注射のデモをしてみますね。 ◀ 手早く注射をしてみせる

Pt. 簡単そうですね。

Dr. 簡単にできますので、外で外食される時にも持ち運べます。

Pt. なるほど。

＼おすすめの**マジックワード**／

インスリン注射のイメージは?

CASE 6-3

なるべく薬は飲みたくない

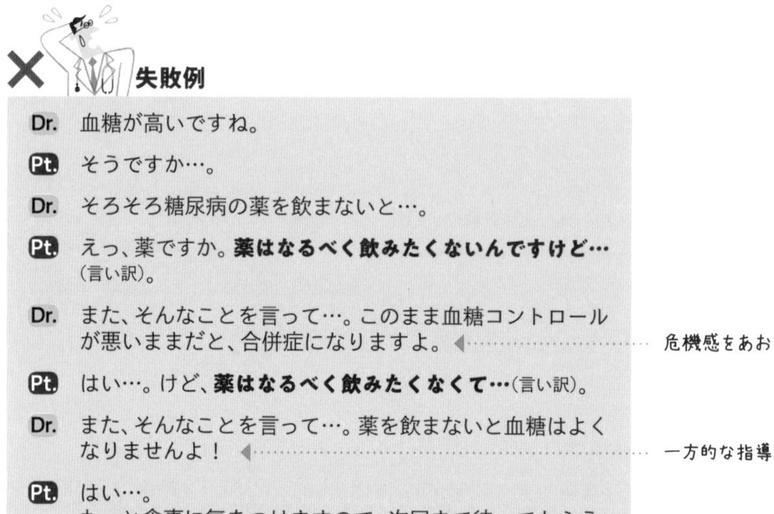

✕ 失敗例

Dr. 血糖が高いですね。

Pt. そうですか…。

Dr. そろそろ糖尿病の薬を飲まないと…。

Pt. えっ、薬ですか。**薬はなるべく飲みたくないんですけど…**（言い訳）。

Dr. また、そんなことを言って…。このまま血糖コントロールが悪いままだと、合併症になりますよ。 ◀…… 危機感をあおる

Pt. はい…。けど、**薬はなるべく飲みたくなくて…**（言い訳）。

Dr. また、そんなことを言って…。薬を飲まないと血糖はよくなりませんよ！ ◀…… 一方的な指導

Pt. はい…。
もっと食事に気をつけますので、次回まで待ってもらえませんか（抵抗）。

Dr. 前も同じようなことを言っていたじゃないですか。糖尿病の薬を出しておくので、きちんと飲んでおくように。いいですか。 ◀…… 一方的な提案

Pt. はい…、わかりました…。

＼こうすればうまくいく！／

薬に興味を持ってもらう

糖尿病の飲み薬は7種類、注射薬は2種類あります。かかりつけの先生は、患者さんの年齢、性別、肥満やメタボリックシンドロームの有無、インスリン分泌不全やインスリン抵抗性などの病態、腎機能などの合併症、副作用に対する配慮、社会経済的状況などを考慮して糖尿病治療薬を選択しています。しかし、患者さんは糖尿病治療薬に漠然とした不安を持っています。その漠然とした不安や薬に対する誤解を解くことが大切です。まずは、薬に興味を持ってもらうことから始めます。

成功例

Dr. 食事には十分気をつけておられるようですが、なかなか血糖が目標値に達しないようですね。

Pt. 頑張っているんですが…。何をしたらいいんでしょ？

Dr. そうですね。これ以上、食事制限を続けるのはよくないと思いますし、運動療法は続けて頑張っておられますから…。

Pt. はい。できることは何でもやろうと頑張っています。

Dr. そろそろ、薬について考え始めてもいいかもしれませんね。

Pt. **けど、なるべく薬は飲みたくないんです**(言い訳)。

Dr. その気持ち、よくわかりますよ。 ◀ 理解を示す

Pt. そうですか。

Dr. そうです。私自身も不必要な薬はできるだけ飲みたくないと思っていますから…。 ◀ 不必要な薬は出さないと説明

Pt. そうですか。

Dr. 現在、糖尿病の飲み薬は7種類あります。

Pt. えっ、そんなに種類があるんですか(驚き)。

Dr. そうです。薬ですから、効果や副作用の頻度も違います。それを患者さんに合わせて選んでいます。

Pt. そうなんですね。

Dr. もちろん、必要のない薬は出しませんし、必要最低限の薬を少量からトライします。○○さんも、自分に合った薬を探してみませんか？ ◀ 一緒に薬を選ぶ姿勢

Pt. 宜しくお願いします。

＼おすすめのマジックワード／

あなたに合った必要最低限の薬しか出しませんよ！

CASE
6-4
薬の副作用が心配

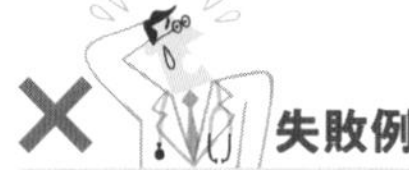

✕ 失敗例

Dr. 血糖コントロールが悪いですね。

Pt. ハァ…。

Dr. ハァじゃないですよ。食事には気をつけているんですか！ ◀…… 気をつけていないと決めつけ

Pt. 気をつけてはいるつもりなんですが…。

Dr. そうですか…。そろそろ糖尿病の薬を飲まないと…。

Pt. えっ、薬ですか。薬はなるべく飲みたくないんですけど…(抵抗)。

Dr. また、そんなことを言って…。このまま血糖コントロールが悪いままだと、合併症になりますよ。 ◀…… 危機感をあおる

Pt. **薬の副作用が心配で**(言い訳)。

Dr. 副作用のない薬はありません。

Pt. …。

Dr. 副作用が出たら、止めておきなさい。

＼こうすればうまくいく！／

どんな副作用を心配しているかを確認する

欧米の患者さんは「効く薬を下さい」と医師に言うのに対し、日本の患者さんは「副作用のない薬を出して下さい」と言うといった逸話があります。副作用は糖尿病治療薬により異なるのですが、患者さんは薬に対して、漠然とした不安を持っています。副作用の頻度も糖尿病治療薬により異なります［**表3**］。患者さんに、どんな副作用を心配しているかを確認しておきましょう。

表3 添付文書の副作用の頻度表現

副作用の頻度表現	頻度
副作用がある	5％以上
時に副作用がある	0.1～5％未満
まれに副作用がある	0.1％未満

○ 成功例

Pt. なるべく薬は飲みたくないんです（抵抗）。

Dr. その理由について教えてもらえますか？ ◀……理由を確認

Pt. **薬の副作用が心配なんです**（言い訳）。

Dr. 具体的にはどんな副作用が心配なんですか？

Pt. 知り合いの人で糖尿病の薬を飲んでる人がいて、低血糖で救急車で運ばれたんです。

Dr. なるほど。低血糖を起こしやすい薬を飲んでおられたんですね。

Pt. そうなんです。自分も糖尿病の薬を飲んだら、低血糖になるんじゃないかと思って…。

Dr. なるほど。低血糖を心配されていたんですね。糖尿病の薬は7種類あるんですが、○○さんに処方を考えているのは低血糖の危険性が少ない薬です。 ◀……患者に合わせて低血糖の危険の少ない薬を選択

Pt. 糖尿病の薬でも低血糖にならない薬があるんですか？

Dr. もちろん、食事を抜いたりしたら低血糖になることがあるかもしれませんが、めったなことでは低血糖にはなりません。もし、低血糖になりかけたら、わかるサインがあります。低血糖の危険性がある薬を出す場合には低血糖予防についてもお話しますね。 ◀……低血糖について補足し、不安をとりのぞく

Pt. 薬によって副作用も違うんですね。

＼おすすめのマジックワード／

具体的には、薬のどんな副作用を心配されていますか?

CASE
6-5

薬を増やされたくない

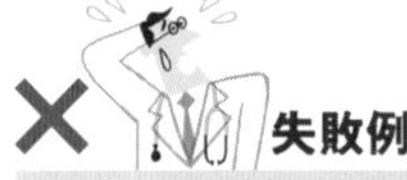

×失敗例

Dr. 血糖コントロールが悪いですね。

Pt. はい。

Dr. 食事と運動に気をつけていますか。 ◀……気をつけていないと決めつけ

Pt. 食事には気をつけているつもりなんですが…。

Dr. つもりじゃだめなんです。このまま放っておいたら、大変なことになりますよ。今日から、薬を増やしますね。 ◀……危機感をあおり、一方的な提案

Pt. えっ、また薬が増えるんですか！**薬を増やされたくないんです**（言い訳）。

Dr. 前回は血圧の薬ですが、今度は糖尿病の薬です。

Pt. そうですか…。もっと食事に気をつけますから…（抵抗）。

Dr. 前回も同じようなことを言っていたじゃないですか。薬を出しておきますから、ちゃんと飲んでおくように。 ◀……言葉を遮り、一方的な提案

Pt. はい。わかりました。

＼こうすればうまくいく！／

薬の増加への負担感を軽減する

血糖管理目標値に達していないのに、「なるべく薬は増やされたくない」と考える患者さんは多いものです。その理由は、「薬が増えると病気が悪くなった気がする」「余計に薬代がかかる」など様々です。その際に、2つ以上の薬が配合されている配合錠剤が薬の増加への心理的及び経済負担感を軽減します。そのため、服薬アドヒアランスの向上が期待されます。薬価も併用療法に比べて、安くなります。

成功例

Dr. HbA1cの目標はどのくらいにされていますか？ ◀ HbA1cの目標を尋ねる

Pt. 7%未満を目標にしているんですが、なかなか…。

Dr. ○○さんは、食事には気をつけておられますからね。薬もきちんと飲んでおられるようですし…。

Pt. いえ、たまに飲み忘れることもあるんですけどね…。

Dr. それでは、これからの糖尿病の治療方針についてお話しますね。糖尿病の飲み薬は大きく分けると7つあります。1つの薬で血糖の管理ができたらいいのですが、2つ、もしくは3つの飲み薬で血糖を管理している人も多くいます。

Pt. えっ、そうなんですか（驚く）。

Dr. 患者さんの糖尿病の状態によって、いろいろな組み合わせができます。

Pt. 私の場合はどの組み合わせがいいんですか？

Dr. そうですね。今飲んでいるのが○○なので△△がよいと思います。薬を新たにひとつ増やす方法もありますけど、2つの薬が1つになった配合錠というのもあります。 ◀ 配合錠について説明

Pt. 配合錠？

Dr. そうです。2つの薬が1つになっていますので、飲み忘れが少なくなったり、経済的にもお得です。そして、何よりも少しでも飲む薬の数を減らしたいという人にはお勧めですね。 ◀ メリットについて説明

Pt. 確かに、そうですね。薬の数が増えると何だか嫌な気分になりますからね。

＼おすすめのマジックワード／

2つ、または3つの飲み薬で管理されている人も多いですよ！

CASE
6-6

薬の名前が覚えられない

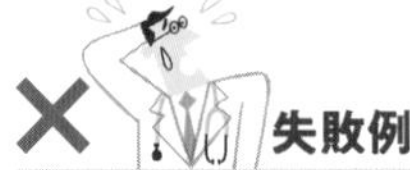

失敗例

Dr. 特に、変わったことはありませんか？

Pt. はい。特に、変わったことはないんですが…。

Dr. そうですか。食事には気をつけていますか！

Pt. (小さな声で)はい…。

Dr. 薬は毎日、忘れずに飲んでいますか？

Pt. たまに、飲み忘れることがあるんですが…。

Dr. それはいけませんね。飲み忘れないようにしないと…。 ◀ 失敗を責める

Pt. はい…。

Dr. 薬の名前は覚えていますか？

Pt. えっと、白くて細長い薬です。**薬の名前が覚えられなくて…**(言い訳)。

Dr. それは名前じゃないでしょ。○○です。ちゃんと薬の名前を覚えておかないと！ ◀ 失敗を責める

Pt. はい…。

＼こうすればうまくいく！／

薬の名前を覚える意義について説明する

「白くて丸い薬です」「黄色くて細長い薬です」。中には薬のシートの色(紫色、オレンジ、緑色など)を答え、最近は先発医薬品に加え、ジェネリック医薬品(後発医薬品)も登場し、薬の名前が増えてきました。お薬手帳があるから薬の名前を全然覚えようとしない、カタカナ言葉であるから覚えられないなど、理由は様々です。しかし、好きな車、アルコールの銘柄、歌手やグループの名前など、よく使う言葉は自然と覚えているもの。会話の中で「糖尿病の薬」ではなく、薬の名前「○○という薬は…」と説明を始めると、よくわからない場合は質問してきます。薬の名前を覚えて興味を持ってもらうことで服薬アドヒアランスが向上することが期待されます。

成功例

Dr. こんにちは。元気にされていますか？

Pt. はい。元気にはしているんですが、最近、物忘れが多くて…。

Dr. 顔はわかるんだけど、名前がすぐに出てこないとか…。 ◀…… 認知について共感

Pt. そうなんです。薬を飲んだかどうかも忘れている時があって、少しボケてきたんでしょうか…。

Dr. それでは、簡単なクイズを出してみましょうか？ ◀…… クイズを出す

Pt. 難しいのは嫌ですよ。

Dr. 全然、難しくありませんよ。今飲んでいる血圧の薬の名前は？

Pt. えっと、白くて細長い薬です。

Dr. ハハハ。色と形は合っていますね。 ◀…… ほめる
それでは、その名前は？

Pt. その**名前が出てこないんです。薬の名前はカタカナでしょ。そのカタカナ言葉がなかなか覚えられなくて…。**

Dr. 確かに、カタカナ言葉を覚えるのは大変ですよね。しかし、好きな銘柄の酒、車、歌手やグループの名前などカタカナ言葉のものでも覚えていることは多いですよね。

Pt. 確かに、そうですね。

Dr. よく覚えているのは普段からよく使っている言葉です。是非、薬の名前を覚えておいて下さい。脳トレにもなりますし、災害時にも役立ちます。 ◀…… メリットを説明

Pt. そうですね。薬の名前くらい、ちゃんと覚えないといけませんね。

＼おすすめのマジックワード／

薬の名前を覚えておくことは脳トレにもなりますよ！

CASE
6-7 なぜか薬が余るんです

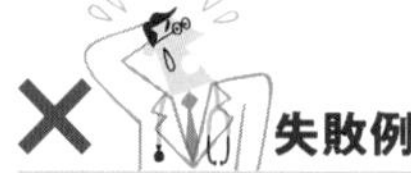

×失敗例

Dr. 血糖コントロールが悪いですね。

Pt. …。

Dr. 薬はちゃんと飲んでいますか！

Pt. それが、飲み忘れることがあって…。

Dr. それはいけませんね。 ← ダメ出し

Pt. はい…。

Dr. どうして、ちゃんと飲まないんですか！ ← 一方的な指導

Pt. **なぜか、薬が余るんです**(言い訳)。

Dr. また、そんなことを言って…。

Pt. …。

Dr. 出された薬はきちんと飲むようにしないと…。 ← くどくどと説教

Pt. はい…、わかりました…。

＼こうすればうまくいく！／

飲み忘れる原因を探す

最初のうちは飲み忘れないようにと気をつけていた人が、慣れてくると飲み忘れる傾向になる人がいます。飲み忘れる理由は様々です。1日3回の服薬回数なら昼食時、食後よりも食前や食間に飲み忘れが多いことも知られています。「調子がよかったから飲まなかった」とか、「副作用が心配」という人もいます。これらの人には薬に関する正しい知識の提供が必要となります。「外出時に飲み忘れる」「朝バタバタしていて飲み忘れた」などの傾向がわかれば、事前に対策を立てておくことができます。「なぜか飲み忘れるんです」という患者さんに対しては、飲み忘れる原因やパターンを上手に探り出すことが大切になります。

成功例

Dr. 次回までの薬を出しておきますね。

Pt. 薬が10錠余っているので、10錠分引いておいてもらえますか？

Dr. はい、わかりました。薬が余った原因を教えてもらえますか？

Pt. それが…。**なぜか薬が余るんです**（言い訳）。

Dr. ハハハ。「なぜか薬が余るんです」と言われる方、多いです。 ◀ 理解を示す

Pt. ハハハ。そうですか。

Dr. 具体的に、飲み忘れる原因とかパターンを教えてもらってもいいですか？ ◀ 飲み忘れの原因を尋ねる

Pt. …。

Dr. …。 ◀ 答えが出るのを少し待つ

Pt. えっと、朝バタバタしていて飲み忘れることが多いです。

Dr. なるほど。その飲み忘れに気づくのは？

Pt. 昼食を食べた時です。

Dr. なるほど。何か飲み忘れ対策をされていますか？ ◀ 飲み忘れ対策について尋ねる

Pt. いえ、特には…。

Dr. 朝バタバタしていると、薬を飲むのが二の次になってしまいがちです。そんな時でも飲み忘れない工夫があるといいですよね。

Pt. そうですね…。飲み忘れないように薬をセットしておきます。

Dr. もし、飲み忘れたらどうしましょう？

Pt. そうですね。昼食後に飲んでもいいですか？

Dr. はい。この薬なら、昼食後に飲んでもいいですよ。

Pt. それでは今度は飲み忘れがないように頑張ってみます。

＼おすすめの**マジックワード**／

具体的に、飲み忘れる原因やパターンを教えてもらえますか?

CASE 6-8

低血糖が心配

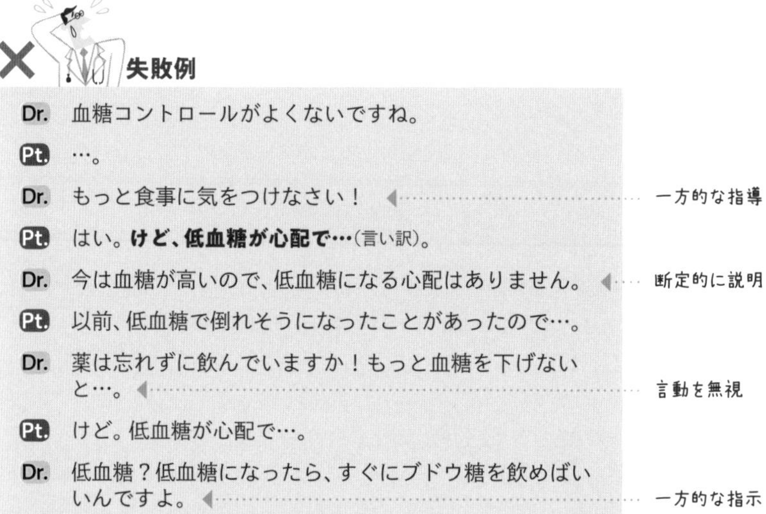

× 失敗例

Dr. 血糖コントロールがよくないですね。

Pt. …。

Dr. もっと食事に気をつけなさい！ ◀ 一方的な指導

Pt. はい。**けど、低血糖が心配で…**（言い訳）。

Dr. 今は血糖が高いので、低血糖になる心配はありません。 ◀ 断定的に説明

Pt. 以前、低血糖で倒れそうになったことがあったので…。

Dr. 薬は忘れずに飲んでいますか！もっと血糖を下げないと…。 ◀ 言動を無視

Pt. けど。低血糖が心配で…。

Dr. 低血糖？低血糖になったら、すぐにブドウ糖を飲めばいいんですよ。 ◀ 一方的な指示

Pt. はい…、わかりました…。

＼こうすればうまくいく！／

低血糖を起こしやすい時間帯を明らかにする

一度、低血糖を起こした人は低血糖が不安になります。低血糖に対する不安がつのると、高血糖を維持しがちです。

スルホニル尿素（SU）薬や速効型インスリン分泌促進薬の代表的な副作用として、低血糖があります。食事中の糖質量が少なかったり、空腹時間が長いと、低血糖を起こす危険性が高まります。昼食の糖質量が少なかったり、昼食と夕食との間が長いと夕食前に低血糖を起こす人もいます。このように、低血糖を起こしやすい時間帯を明らかにしておくことが大切です。

成功例

Dr. 調子の方はいかがですか？

Pt. 調子はいいんですが…。血糖がなかなか下がらなくて…。

Dr. 確かに。何か理由がありそうですね。 ◀ 理解を示し、一緒に考える姿勢

Pt. 自分でも理由はわかっているんです。**低血糖が心配で、補食をよくしているんです**（言い訳）。

Dr. 補食という名の間食のことですね。 ◀ ユーモアを交え指摘する

Pt. ハハハ。そうなんです。

Dr. 低血糖になりやすい時間帯はありますか？ ◀ 低血糖になりやすい時間帯を尋ねる

Pt. えっと…、夕食前です。

Dr. なるほど、どんな時になりやすいですか？

Pt. 昼食の量が少なかったり、昼食と夕食までの時間が長かったりする時ですね。

Dr. なるほど。それで夕食前に補食という名の間食をされていたんですね。

Pt. そうなんです。

Dr. 今、お出ししている薬（SU薬）は、規則正しく食事をとられた時に血糖管理ができるようにインスリンを分泌させます。ところが、昼食の量が少なかったり、夕食までの時間が長いと夕食前の血糖が下がりがちになります。 ◀ SU薬の特徴について説明

Pt. なるほど。そうだったんですね（納得した顔）。

Dr. そうすると、低血糖を予防しようとして夕食前に間食をとるようになるので、血糖が上がったり、体重が増えたりします。食事が不規則になることがあるようなので、薬を調整してみますね。

Pt. 宜しくお願いします。

＼おすすめのマジックワード／

低血糖になりやすい時間帯はありますか?

CASE 6-9 むくみが気になる

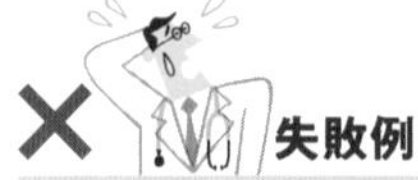

✕ 失敗例

Dr. 薬は飲んでいますか！ ◀ 飲んでいないと決めつけ

Pt. はい。忘れずに飲んでいます。

Dr. そうですか。血糖コントロールはよくなっていますので、このまま頑張って飲むように！

Pt. はい。**けど、むくみが気になって…**（言い訳）。

Dr. むくみですか…。特に、腎臓とかは悪くないんですが…。 ◀ 患者の発言を無視

Pt. 今、飲んでいる薬の副作用じゃないんですか？

Dr. 確かに、むくみは副作用のひとつとしてありますが、血糖コントロールがよくなっているんですから、続けて飲みなさい。 ◀ 一方的な指導

Pt. はい、わかりました（納得していない顔）。

＼こうすればうまくいく！／

塩分摂取量を把握する

チアゾリジン薬の代表的な副作用として浮腫があります。チアゾリジン薬が浮腫を引き起こすメカニズムについては不明な点も多いのですが、浮腫は患者さんにとって不愉快な副作用のひとつです。その副作用の発現を軽減するために、患者さんの塩分摂取量を把握しておくことは大切です。食事記録や尿中塩分排泄量から塩分摂取量を把握する方法もありますが、「塩分チェックシート」を用いたり、塩分摂取量に対して4択（とても気をつけている、少し気をつけている、あまり気をつけていない、とり過ぎている）で答えてもらうなど、簡易に把握する方法もあります。塩分摂取量が多い場合には、「将来の健康を考えた時、もし、塩分を控えるとしたら、どんなことにチャレンジしてみますか？」といった「もし（if）」を用いた未来質問で患者さんに減塩に向けての取り組みについて尋ねてみるのも良いでしょう。

成功例

Dr. 前回、薬を変えてから血糖コントロールはよくなっていますね。

Pt. そうですか。薬がよく効いているんですね。けど…。

Dr. けど、どうされましたか？ ◀ 患者の気になることについて質問

Pt. 体重が増えてきて…。

Dr. 少し診察させてもらえますか。むくみのようですね。

Pt. **むくみですか？ 急に体重が増えたので心配していました。** 薬の副作用ですか？

Dr. この薬はインスリン抵抗性を改善するのですが、副作用としてむくみがあります。そのメカニズムについてはわかっていないことも多いのですが、むくみやすい人がいるみたいですよ。 ◀ 薬の副作用について説明

Pt. それはどんな人ですか？

Dr. 塩分をとり過ぎている人です。

Pt. えっ、そうなんですか（驚いた顔）。

Dr. 塩分に関して、「とても気をつけている」「少し気をつけている」「あまり気をつけていない」「とり過ぎている」の4択なら、どれに当たりますか？ ◀ 選択肢で質問

Pt. 「少し気をつけている」ですかね。

Dr. そうですか。それでは、この「塩分チェックシート」でどのくらい塩分をとっているかをチェックしてみて下さい。 ◀ チェックシートで確認

Pt. 16点でした。

Dr. 8点以下が目標ですので、食塩摂取量は多めのようですね、もし、塩分を控えるとしたら、どんなことにチャレンジしてみますか？ ◀ ifの質問を用いる

Pt. そうですね…（減塩の目標について考える）。

＼おすすめのマジックワード／

むくみが出やすい人は塩分をとりすぎているみたいですよ

CASE
6-10 おならが気になる

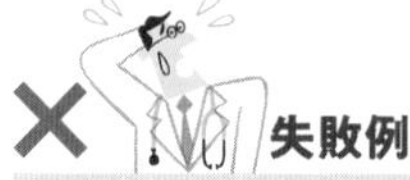

✕ 失敗例

Dr. 薬は忘れずに飲んでいますか！

Pt. はい。たまに、飲み忘れることがあって…。

Dr. それはいけませんね。ちゃんと飲まないと…。 ◀ ダメ出し

Pt. はい。**この薬を飲み始めてから、おならの回数が増えて…**（言い訳）。薬の副作用ですか？

Dr. この薬の副作用に放屁と腹部膨満感があります。飲み続けていたら、気にならなくなります。 ◀ 断定的、一方的な指導

Pt. そうですか…。

＼こうすればうまくいく！／

炭水化物量を把握する

α-グルコシダーゼ阻害薬は毎食直前の服薬が指示されるため、服薬アドヒアランスが低下しやすい薬の代表です。食直前に飲んでもらうために、「箸を持つ前に飲む」ように指導される場合もあります。もし、飲み忘れた場合には食事中でも食後でも飲んでもらうように指示しておくことで服薬アドヒアランスの向上と血糖改善が期待できます。

α-グルコシダーゼ阻害薬の副作用として放屁の増加があります。営業など人前に立つ仕事でおならが気になっている人もいます。この放屁の発現率には炭水化物の量が関係しています。この薬は炭水化物量が多い人に効果が高い一方、放屁の増大などの副作用が出やすいのです。そのため、炭水化物量を把握しておくことが大切になります。

成功例

Dr. この薬に変えてから、血糖が下がりましたね。

Pt. それはよかったです。けど…。

Dr. けど、どうしましたか？ ◀ 患者の気になることを確認

Pt. **この薬を飲み始めてから、おならの回数が増えて…**（言い訳）。

Dr. そうでしたか。確かに、この薬の効果で糖の吸収が遅れます。そのため、腸の中の糖分が発酵してガスがたまりやすくなります。 ◀ 副作用について説明

Pt. なるほど。そういうことだったんですね。けど、営業なので人前でおならが出そうになるのが気になって…。

Dr. なるほど。おならの副作用が出やすい人の特徴があります。 ◀ 前置きする

Pt. それはどんな人ですか？

Dr. 早食いの人、特に炭水化物の好きな人です。 ◀ 特徴を説明する

Pt. それ、まさに私です。昼はラーメンにチャーハンで炭水化物の重ね食いで、それに早食いです。

Dr. それと、ビールや炭酸飲料の好きな人です。 ◀ 補足する

Pt. それも私に当てはまります。

Dr. そうでしたか。どうしてもやむを得ない時は薬を飲まないようにされて、それ以外は、炭水化物や炭酸飲料に注意されるとよいかもしれませんね。 ◀ 対処法について説明

Pt. よくわかりました。もっと食事や飲み物に気をつけてみます（納得した顔）。

＼おすすめのマジックワード／

おならの副作用が出やすい人の特徴がありますよ！

COLUMN
コラム

CGMとFGM

FGMは、14日間の継続的な測定が可能で、リーダーをかざすとその値を即時に確認することができます。

それに対してリアルタイムCGM（パーソナルCGM）では常に間質液のグルコース値が表示されています。そのため、1日の血糖変動を知ることができます。

患者さんがリアルタイムにみることができないプロフェッショナルCGMというのもあります。糖尿病管理には様々な測定が使われていますが、メリットとデメリットがあります［**表1**］。

表1 糖尿病管理に用いられる測定のメリットとデメリット

測定法	メリット	デメリット
尿糖測定	■ 疼痛なし ■ ドラッグストアで購入可能 ■ 安価	■ 定性的判定 ■ 尿糖排泄閾値以下は陰性 ■ 閾値に個人差がある ■ 低血糖の把握は困難
HbA1c	■ 豊富なエビデンス ■ 過去1、2か月間の血糖コントロール指標 ■ 即時フィードバックが有効	■ 低血糖・血糖変動・急な介入効果を把握することは困難
SMBG（血糖自己測定）	■ 自宅で測定 ■ リアルタイムに血糖を把握	■ 穿刺痛 ■ 就寝中・仕事中・運動中の測定は困難
CGM（皮下連続グルコース測定）	■ 穿刺痛が少ない ■ 血糖変動をトレンドで観察	■ かゆみ ■ 精度がやや低い

第7章

糖尿病療養指導
血糖測定編

血糖測定をしている人の言い訳

糖尿病は「Diabete Mellitus」（略してDM）の訳。「Diabetes」はギリシャ語で「サイフォン」の意味で、尿がサイフォンの様に流れ出す状態を表しています。「Mellitus」はラテン語の「蜂蜜」の意味で、「Diabetes Mellitus」は甘い蜂蜜のような尿を大量に出す病気と考えられていました。実際には糖尿病は血液中のブドウ糖が異常に上昇する病気で、尿糖排泄閾値（170mg/dL前後）を超えると尿に糖が排泄されます。最近の血糖測定の進歩には著しいものがあります［**表1**］。SMBGも小型化され、精度も高くなっており、穿刺時痛も少ないデバイスへと改良されています。

表1　血糖測定の歴史

年	内容
1981年	インスリン自己注射の保険適用
1986年	血糖自己測定（SMBG）※1の保険適用
2000年	持続インスリン皮下注入療法（CSII）※2の保険適用
2010年	皮下連続グルコース測定（CGM）※3の保険適用
2014年	パーソナルCGM搭載インスリンポンプの保険適用
2017年	FGM※4の保険適用

※1　SMBG = Self-Monitoring Blood Glucose
※2　CSII = Continuous Subcutaneous Insulin Infusion
※3　CGM = Continuous Glucose Monitoring
※4　FGM = Flash Glucose Monitoring

患者さんの言い訳から、血糖測定への変化ステージをある程度、推察することができます。血糖測定に関する言い訳を変化ステージ別にみてみましょう。「血糖測定は痛い」「測定する気がない」「血糖測定は面倒」など血糖測定に対するマイナス面を強調する患者さんは前熟考期にあります。こういった患者さんに「毎日、血糖測定をしなさい」と一方的に説明しても心に響きません。

それに対して「測定した結果の意味がよくわからない」「測定した結果をどう利用したらいいのかがわからない」と言う人は熟考期に当たるかもしれません。中には低血糖に不安を持つ人もいれば、高血糖に不安を持っている人もいます。

血糖は測定しているが、定期的ではなかったり、血糖測定の結果を十分にライフスタイルの改善にいかせていない人もいます。「つい測るのを忘れた」「毎日、血糖を測定できない」などは準備期に当たります。働き盛りの患者さんにみられる言い訳のひとつです。中には、低血糖の後に補食をし過ぎて高血糖になる人や血糖測定回数が異常に多くなる人もいます。

患者さんから血糖測定に対する言い訳や気になる言動が出た時は今の指導方法を変えるチャンスです。読者の皆さんなら、どんなアプローチをされますか？

第7章ケースファイル

血糖測定に関する言い訳よりコミュニケーションを考える

変化ステージ	血糖測定に関する言い訳	症例
前熟考期	血糖測定は痛い	CASE 7-1
	測定する気がない	CASE 7-2
	血糖測定は面倒	CASE 7-3
熟考期	測定した結果がよくわからない	CASE 7-4
	低血糖が心配	CASE 7-5
	低血糖の症状がよくわからない	CASE 7-6
準備期	毎日、血糖測定できない	CASE 7-7
	低血糖後に高血糖になる	CASE 7-8
	高血糖が心配	CASE 7-9
	血糖を測定しないと心配になる	CASE 7-10

CASE 7-1

血糖測定は痛い

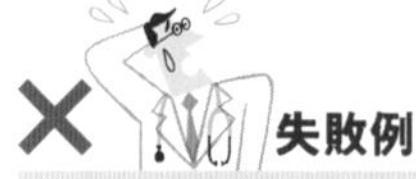

× 失敗例

Dr. 血糖コントロールが悪いですね。

Pt. はい…。

Dr. 血糖測定はしていますか！

Pt. **血糖測定ですか…。あれは痛くて…**(言い訳)。

Dr. 痛い？ 痛いのは一瞬です。血糖を測定すれば、食べ過ぎたかどうかがわかります。 ◀ 痛みについて理解を示さず

Pt. はい…。

Dr. 毎日、血糖を測定するんですよ。 ◀ 一方的な指導

Pt. はい…、わかりました…。

＼こうすればうまくいく！／

尿糖測定を試してみる

尿糖排泄閾値には個人差があり、糖尿病では閾値の上昇がみられますが、血糖測定に痛みを強く感じる人は尿糖測定を試してもらうのも一案です。結果は定性的に判定されます（−、±、+、++、+++）。測定するタイミングもいろいろあります［**表2**］。

起床直後の尿糖は、夜間の血糖を反映しています。起床後にトイレに行った後、朝食前にもう一度尿糖を測定することで、空腹時血糖値が推察されます。もし、朝食前の尿糖が強陽性なら糖尿病治療薬の調整が必要かもしれません。昼食前や夕食前の尿糖は食前の血糖を反映していますが、尿糖を測定する30分前にトイレに行っていた方が正確な値が得られます。食後1・2時間後の尿糖測定は、食後血糖を反映しています。食前は尿糖が陰性でも、食後は血糖値が上がるので、陽性になる患者さんも多いものです。食事中の糖質量が関係していますので、食事療法の指導に役立ちます。食前に一度、トイレに行っておくと正しい値が得られます。但し、腎性糖尿やSGLT2阻害薬を使用している人では、尿糖排泄閾値が低くなるため、尿糖測定で代用することはできません。

成功例

Pt. すみません。**血糖測定が痛くて、できていません**(言い訳)。

Dr. どのくらい痛かったですか？ ◀ 痛みの程度を確認する

Pt. 痛いのが苦手で、かなり痛かったです。

Dr. そうでしたか？このランセットは深さが0～5まであります。深度0ではいかがでしょう？ ◀ 深さを浅くする提案をする

Pt. 深さが変えられるんですね。

Dr. はい。それに浅いものでも血が出やすいように指を温めて、机の上に指を置いて、指先のこの部分が痛くないので、ここをめがけて、少し強めに押して穿刺します。 ◀ 痛みが出にくいアドバイスを行う

Pt. だいぶ痛みは弱くなりましたが、やっぱり痛いです。これをやらないといけませんか？

Dr. いい方法がありますよ！ ◀ 前置きをする

Pt. それは何ですか？

Dr. オシッコに糖が下りているかどうかを測定してみるんです。 ◀ 尿糖測定を提案

Pt. それなら、私にもできそうです(驚いた顔)。

Dr. いろいろなタイミングで尿糖を測定してみるといいですよ！

Pt. はい、わかりました。

＼おすすめのマジックワード／

いろいろなタイミングで尿糖を測定してみるといいですよ！

表2 尿糖測定のタイミングと意義

タイミング	意義
起床直後	夜間の血糖を反映
朝食前	空腹時血糖を反映
朝食後	朝食後の血糖を反映
昼食前	昼食前の血糖を反映
昼食後	昼食後の血糖を反映
夕食前	夕食前の血糖を反映
間食後	間食後の血糖を反映
外食後	外食後の血糖を反映

CASE 7-2

測定する気がない

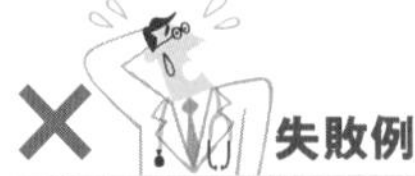

✕ 失敗例

Dr. 血糖コントロールがよくないですね。

Pt. …。

Dr. 血糖は1日に3回、ちゃんと測定していますか！

Pt. すみません。全然測定できていません。

Dr. なぜ、測定しないんですか！ ◀ 失敗を責める

Pt. はい。**測定する気持ちがなかなかわかなくて…**（言い訳）。

Dr. また、そんなことを言って…。最初の頃はちゃんと測定していたじゃないですか！

Pt. はい。最初はちゃんと測定していたんですけど…。

Dr. 初心に戻って、ちゃんと血糖を毎日、測定するようにしなさい。 ◀ ガンバリズムを押し付ける

Pt. はい…、わかりました…。

＼こうすればうまくいく！／

血糖を測定する気持ちにさせる

前熟考期にある患者さんには行動的な変容プロセスよりも、経験的な変容プロセスを用いる方が有効です。例えば、情動的喚起とは、血糖を測定しないことに対する恐怖、心配、悩みなどネガティブな情動を経験してもらうことです［**表3**］。これらのプロセスを通じて血糖を測定する気持ちにさせます。

表3 血糖測定に関する経験的な変容プロセスの例

経験的プロセス	具体的な例
意識の高揚	最新の血糖測定のパンフレットを読む。ドリルを行う
情動的喚起	予想外の結果が出たのに驚く
環境的再評価	血糖を測定することで、家族やスタッフの評価が高まる
社会的解放	血糖を測定している人が多いのを知った
自己再評価	血糖測定をしない自分を恥じ、測定して自己管理に用いる 自分をポジティブにイメージする

成功例

Dr. 血糖がなかなかよくなりませんね。 ← 患者の気持ちを代弁

Pt. そうなんです。食事には気をつけているつもりなんですが…。

Dr. そうですか…。血糖はどんな動きをしていますか？ ← 血糖変動について尋ねる

Pt. すみません。全然、血糖を測定できていません。

Dr. そうでしたか。何か、測定できない「特別な」理由とかありましたか？ ← 「特別な」という言葉を使う

Pt. いえ、特にはないんですが…。**血糖を測定する気持ちがなかなかわかなくて…**（言い訳）。

Dr. なるほど。最初の頃は測定されていたのにね。

Pt. そうなんです。どうしたら測定する気になりますかね？

Dr. いい方法がありますよ！ひとつ、クイズを出していいですか？ ← 行動のきっかけを提示

Pt. はい。

Dr. 今日の血糖はいくつくらいだと思いますか？ ← 血糖を予測してもらう

Pt. 今日の血糖ですか…。150mg/dLくらいですか？

Dr. 残念！210mg/dLです。

Pt. そんなに高かったんですね。

Dr. そうですね。測ってみないとわからないこともありますね。ひとつ宿題を出させて下さい。 ← 理解を示し、一緒に取り組む姿勢

Pt. はい。

Dr. ここに最新の血糖測定に関するパンフレットとドリルがありますので、次回までに読んできてもらっていいですか？ ← 意識の高揚

Pt. はい、わかりました！

＼おすすめのマジックワード／

今日の血糖はいくつくらいだと思いますか?

CASE
7-3

血糖測定は面倒

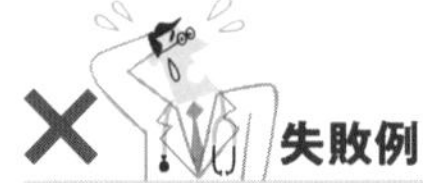

✕ 失敗例

Dr. 血糖コントロールが悪いですね。

Pt. はい…。

Dr. はい…、じゃないでしょ。もっと血糖を下げないと…。 ◀ ダメ出し

Pt. なんか、**血糖測定が面倒くさくて…**(言い訳)。

Dr. 面倒くさい!? 何を言っているんですか。 ◀ ダメ出し

Pt. …。

Dr. 糖尿病は自己管理が必要な病気です。自分で血糖を測定して、生活習慣の改善にいかさないと…。 ◀ くどくどと説明する

Pt. はい…。

Dr. いいですか、血糖測定を面倒くさがっていてはいけません。

Pt. はい…。

Dr. それでは、血糖を毎日ちゃんと測定するように。 ◀ 理想論を提示

Pt. はい…、わかりました…。

＼こうすればうまくいく!／

習慣化する

人間はそれをやることが自分にとって損か得かの損得計算と、やっていて楽しいか楽しくないかで、やるかやらないかの判断をしています。それが食事療法やインスリンの調整に役立っていたりすると血糖測定をやろうという気持ちがわいてきます。逆に、きちんと血糖を測定しようとか、効率よくやろうとか、いろいろ考え始めると、面倒くさい気持ちが高まります。すぐに測定できるように準備しておいて、歯磨きや洗顔のように習慣化することが大切です。

成功例

Dr. SMBGノートを見せて頂けますか？

Pt. それが…。血糖が測定できていません。

Dr. そうでしたか。血糖が測定できていなかった理由を教えてもらえますか？ ◀……理由を尋ねる

Pt. **最初は、指示された通りに測定したんですけど、だんだん面倒くさくなって…**（言い訳）。

Dr. なるほど。最初は測定されていたのに、だんだん面倒くさくなってきたんですね。 ◀……患者の言動を繰り返し、理解を示す

Pt. そうなんです。

Dr. 血糖をすぐに測定できる準備はできていますか？ ◀……準備を確認

Pt. いえ、引き出しの奥にしまってあります。

Dr. なるほど。測定してみて、予想より高かったとか、低かったとかいうことはありますか？ ◀……予想との違いを質問

Pt. 食べ過ぎていると思って、高い血糖値を見たくなくて…。

Dr. なるほど。本当の理由は、高い値を見たくないことかもしれませんね。

Pt. 実はそうなんです。最近、食べ過ぎているから、測っても高いのはわかっているので…。

Dr. なるほど。血糖を測定することで、毎回、食べる糖質の量に合わせてインスリンを調節することもできますよ！ ◀……新しい提案

Pt. えっ、そんな方法があるんですか？

Dr. ありますよ。但し、血糖を測定してもらわないと…。

Pt. それなら、頑張って測定してみます。

＼おすすめのマジックワード／

血糖を測定することで、毎回、食べる糖質の量に合わせてインスリンを調節することもできますよ！

CASE 7-4

測定した結果がよくわからない

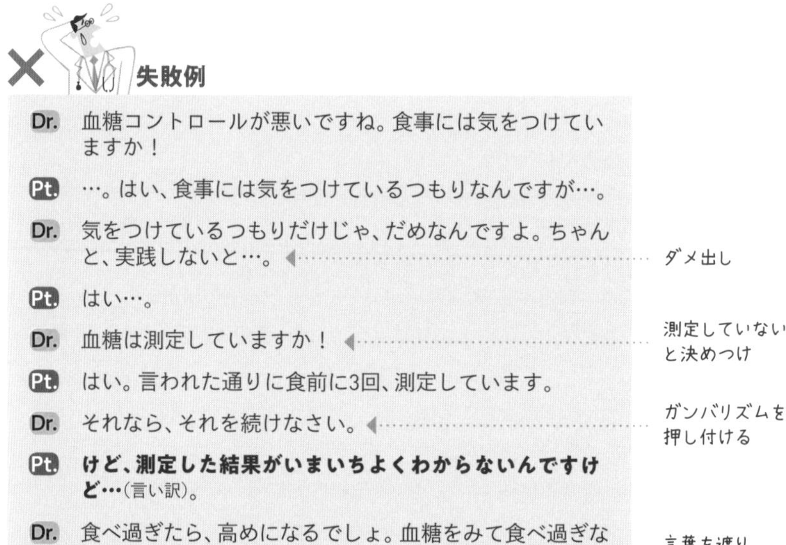

✕ 失敗例

Dr. 血糖コントロールが悪いですね。食事には気をつけていますか！

Pt. …。はい、食事には気をつけているつもりなんですが…。

Dr. 気をつけているつもりだけじゃ、だめなんですよ。ちゃんと、実践しないと…。 ◀ ダメ出し

Pt. はい…。

Dr. 血糖は測定していますか！ ◀ 測定していないと決めつけ

Pt. はい。言われた通りに食前に3回、測定しています。

Dr. それなら、それを続けなさい。 ◀ ガンバリズムを押し付ける

Pt. **けど、測定した結果がいまいちよくわからないんですけど…**(言い訳)。

Dr. 食べ過ぎたら、高めになるでしょ。血糖をみて食べ過ぎないように気をつけなさい。 ◀ 言葉を遮り、一方的な指導

Pt. はい…、わかりました…。

＼こうすればうまくいく！／

食前以外の血糖測定を提案する

糖尿病教育入院では、**表4**のように１日に7回（朝食前・後、昼食前・後、夕食前・後、寝る前）の血糖測定が行われ、血糖の日内変動を評価します。その結果が、食事の配分や運動のタイミング、糖尿病治療薬の選択や変更などの資料として役立ちます。しかし、外来では朝食前など食前だけしか血糖測定していない人も多いものです。食事の影響をみるなら、食後に測定することをお勧めします。運動の影響をみるなら、運動前や運動後、あるいは寝る前と翌日の朝の血糖測定を勧めます。いろいろなタイミングで測定することで、血糖測定をする意義を理解してもらいます。

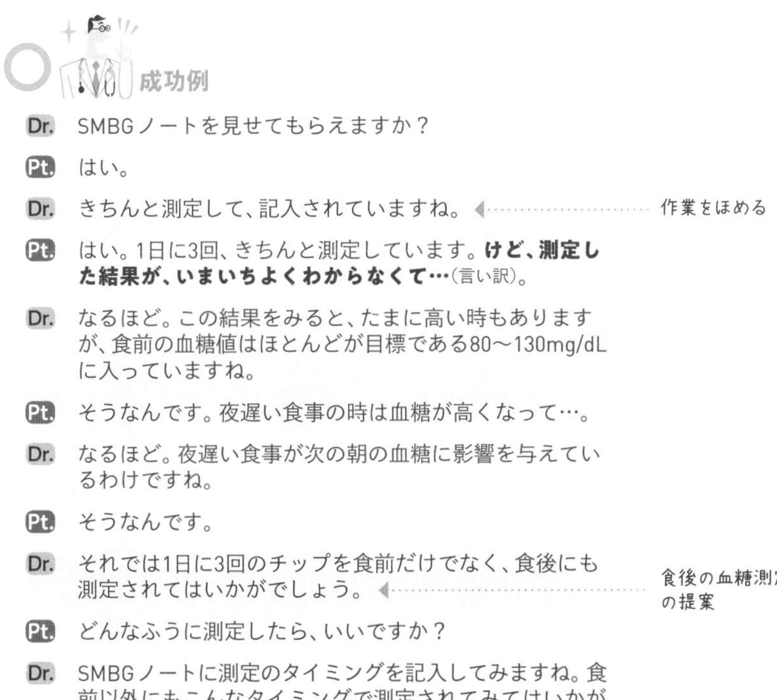

成功例

Dr. SMBGノートを見せてもらえますか？

Pt. はい。

Dr. きちんと測定して、記入されていますね。 ◀……… 作業をほめる

Pt. はい。1日に3回、きちんと測定しています。**けど、測定した結果が、いまいちよくわからなくて…**(言い訳)。

Dr. なるほど。この結果をみると、たまに高い時もありますが、食前の血糖値はほとんどが目標である80～130mg/dLに入っていますね。

Pt. そうなんです。夜遅い食事の時は血糖が高くなって…。

Dr. なるほど。夜遅い食事が次の朝の血糖に影響を与えているわけですね。

Pt. そうなんです。

Dr. それでは1日に3回のチップを食前だけでなく、食後にも測定されてはいかがでしょう。 ◀……… 食後の血糖測定の提案

Pt. どんなふうに測定したら、いいですか？

Dr. SMBGノートに測定のタイミングを記入してみますね。食前以外にもこんなタイミングで測定されてみてはいかがですか？そうすると、朝食、昼食、夕食後の血糖の変化がよくわかると思いますよ！ ◀……… SMBGノートに例を示す

Pt. はい、わかりました。

＼おすすめのマジックワード／

食前以外にもこんなタイミングで測定をしてはいかがですか?

表4 いろいろなタイミングで血糖測定

日	朝食前	朝食後	昼食前	昼食後	夕食前	夕食後	就寝前
1	○	○					○
2	○		○	○			
3	○				○	○	

CASE
7-5
低血糖が心配

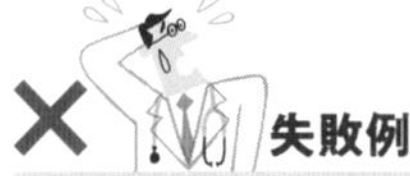

✕ 失敗例

Dr. 血糖コントロールが悪いですね。

Pt. はい…。

Dr. はい…、じゃないでしょ。もっと血糖を下げないと…。 ◀…… ダメ出し

Pt. **けど、低血糖になるのが心配で…**(言い訳)。

Dr. 低血糖ですか…。そんなにめったに起こらないでしょ。 ◀…… 決めつけ

Pt. はい…。

Dr. 低血糖になったらすぐにブドウ糖を飲めばいいんです。

Pt. けど、一度、低血糖でふらふらしたことがあって、また、ならないかと心配で…(言い訳)。

Dr. 心配ならいつでもブドウ糖を飲めるように携帯しておきなさい。 ◀…… 一方的な指導

Pt. はい…。

Dr. そして、低血糖の症状が出たら、すぐにブドウ糖を飲めばいいんです。

Pt. はい…、わかりました(納得いかないなぁ)。

＼こうすればうまくいく！／

低血糖キュー（手がかり）を教える

低血糖を経験したことがある人の中に、低血糖不安を覚える人がいます。低血糖不安がある人は、仕事中など低血糖を起こしてはいけない時間帯は高血糖を維持する傾向にあります。典型的な低血糖キューは、冷や汗・手のふるえ・動悸などの警告症状であることを説明します［**表5**］。低血糖の症状に早めに気づけば、他人の助けを必要とする重症低血糖を予防する対処ができることを伝えることで、低血糖不安は軽減する可能性があります。

成功例

Dr. 血糖がなかなか下がりませんね。

Pt. **実は、低血糖が心配で…**（言い訳）。

Dr. なるほど。それで血糖値を高めにされていたんですね。 ◀…… 理解を示す

Pt. そうなんです。

Dr. 低血糖が心配な理由を教えてもらえますか？ ◀…… 理由を尋ねる

Pt. 一度、外出した時に食事を食べるタイミングが遅くなって、低血糖になって、それから心配になったんです。

Dr. なるほど。低血糖の症状は「ハ行」で覚えておくといいですよ！ ◀…… 「ハ行」の語呂合わせを教える

Pt. ハ行？

Dr. ハは「腹が減る」、ヒは「冷や汗」、フは「手足のふるえ」、ヘは「変にドキドキ」です。 ◀…… ひとつひとつ説明しながら、患者の表情を読み取る

Pt. なるほど。ホは何ですか？

Dr. ホは「放っておくと意識がなくなる」です。冷や汗、ふるえ、動悸は血糖が下がってきた時に血糖を上昇させるアドレナリンというホルモンによる警告症状なので、その時に上手に対処できれば大丈夫です。

Pt. なるほど。そうなんですね（納得した顔）。

そんな時には何をとればいいですか？

Dr. TPOに合わせてもらうといいのですが…（低血糖時の補食についての説明を始める）。 ◀…… いろいろな補食の説明

＼おすすめのマジックワード／

低血糖の症状はハ行で覚えておくといいですよ！

表5 低血糖のハヒフヘホ

- **ハ** 腹が減る（空腹感）
- **ヒ** 冷や汗
- **フ** 手足のふるえ
- **ヘ** 変にドキドキ
- **ホ** 放っておくと意識がなくなる

CASE
7-6

低血糖の症状がよくわからない

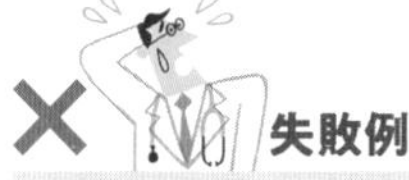

✕ 失敗例

Dr. 血糖はいいですね。

Pt. ありがとうございます。

Dr. 他に、特に変わったことはないですね。

Pt. **最近、低血糖になっても症状がよくわからなくて…**(言い訳)。

Dr. それは年のせいです。だんだん、低血糖の症状がわかりにくくなりますから、車の運転はしないように。 ◀……あいまいな説明

Pt. はい。前から車の運転はしていません。今度、免許を返納しようかと思っています。

Dr. そうですか。

Pt. このまま、だんだん低血糖の症状がわからなくなるんでしょうか?

Dr. 症状を当てにしないで、血糖を測定するようにしなさい。◀……あいまいな指導

Pt. はい…、わかりました…。

＼こうすればうまくいく!／

無自覚低血糖への対処法について説明する

確かに、加齢や自律神経障害を併発すると、低血糖に対するアドレナリンなどの反応性が鈍ることはよく知られています。しかし、無自覚低血糖が起こるメカニズムとして考えられているのは、繰り返す低血糖による慣れによるものです。低血糖を繰り返さないように、血糖を高めにすることでこの慣れ現象はましになってきます。また、低血糖の症状は冷や汗や動悸などの身体症状だけではありません。作業能力や気分キュー(手がかり)も参考となります[**表6**]。無自覚低血糖でも対処法について具体的に説明することで患者さんの不安は軽減します。

成功例

Dr. 過去１・2カ月の平均血糖を示すHbA1cの値は6%台をキープしていますね。

Pt. ありがとうございます。

Dr. 低血糖の方は大丈夫ですか？ ◀ 低血糖について確認

Pt. **最近、低血糖になっても症状がよくわからなくて…**（言い訳）。

Dr. そうでしたか。低血糖になったら、今まではどんな症状がありましたか？ ◀ 症状の確認

Pt. 冷や汗が出たり、胸がドキドキしたりしていました。今はなくて、血糖を測定したら低くて、低血糖とわかるんです。

Dr. なるほど。低血糖を繰り返すと、脳で慣れが起きて無自覚低血糖になることがあります。 ◀ 無自覚低血糖について説明

Pt. このまま、だんだん低血糖の症状がわからなくなるんでしょうか？

Dr. 大丈夫です。無自覚低血糖に対する上手な対処法がありますよ！ ◀ 前置きをする

Pt. それはどんな方法ですか？

Dr. まずは、低血糖を繰り返さないように血糖を少し高めにします。

Pt. 下げ過ぎてはいけないんですね。

Dr. そうです。次に、冷や汗や動悸など身体症状がわかりにくくなっているので、作業能力や気分から低血糖になっている手がかりを見つけます（表6の話に進む）。 ◀ 「低血糖キュー」について説明

Pt. なるほど（納得）。

＼おすすめのマジックワード／

無自覚低血糖に対する上手な対処法がありますよ！

表6 低血糖キュー

身体症状	作業能力	気分
・強い空腹感 ・冷や汗、冷感 ・手足のふるえ ・動悸、頻脈 ・倦怠感など	・集中力低下 ・考えがまとまらない ・眠気 ・言葉がつまる ・動作が緩慢に	・いらいら、子どもに当たる ・不安、落ち着きがない ・悲しい ・自信過剰・大胆 ・幸せ

CASE
7-7 毎日、血糖測定できない

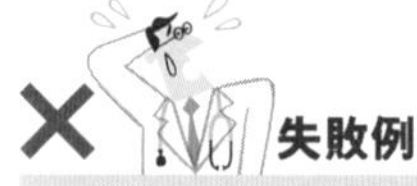

✕ 失敗例

Dr. SMBGノートを見せてもらえますか？

Pt. はい。これです。

Dr. 見せてもらえますか。

Pt. はい、ここにあります。

Dr. 頑張って、週に5回は、測定されていますね。

Pt. はい…。たまに、忘れることがあるんですけど…。
毎日、血糖は測定できません(言い訳)。

Dr. それはいけませんね。 ◀ ダメ出し

Pt. はい…。

Dr. 今度は、毎日、測定できるように頑張りましょう！ ◀ ガンバリズムで押し通す

Pt. はい…、わかりました…。

＼こうすればうまくいく！／

締めの言葉に注意

患者さんとのコミュニケーションには起承転結などの流れがありますが、話が一番盛り上がったピーク時と終了時に患者さんの印象は強く残ります(ピークエンドの法則)。最初に患者さんをほめていても、最後に「毎日、測定しましょう！」と言ってしまっては、今までほめていたのが台無しになります。そう言われると患者さんは「週に5回しか測定していない自分はダメな人間なんだ」と思い込ませることになります。そこで、毎週、5回測定している人には、「次回も週に5回、測定してみましょう」とそのまま返してみてはいかがでしょうか。そうすることで、「次回は毎日、測定してみよう」という気持ちが高まります。**表7**を参考に患者さんとお話をしてみて下さい。

○ 成功例

Dr. SMBGノートをみせてもらえますか？

Pt. はい、これです。

Dr. きれいに書いておられますね。 ◀ 作業をほめる

Pt. ありがとうございます。**けど、毎日、測定できていなくて…**（言い訳）。

Dr. いえいえ、週に5回測定して頂いていますので、1週間の動きがよくわかりますね。 ◀ 週に5回を評価する

Pt. ありがとうございます。

Dr. 測定できていない時は、血糖はどうなっていますかね…、「高め」「変わらない」「低め」、どうでしょう？ ◀ 測定していない時の血糖を予測させる

Pt. 測れていない時は、バタバタしている時なので…。血糖がどうなっているか、わからないです。

Dr. そうですか。それでは、次回も週に5日、測定してみて下さい。

Pt. いえ、今度は毎日、いえ、週に6日は、測定できるように頑張ってみます（嬉しそうな顔）。

＼おすすめのマジックワード／

次回も週に5日、測定してみて下さい

表7 血糖の測定回数と対応例

測定回数	対応例
毎日	毎日、測定してもらうと日々の変化がよくわかりますね。次回も毎日の測定をお願いします。
週に5日	週に5日、測定してもらうと1週間の動きがだいたいわかりますね。次回も週に5日の測定をお願いします。
週に3日	週に3日、測定してもらうと1週間の動きを推察することができますね。次回も週に3回の測定をお願いします。
週に1日	週に1日、測定してもらうと1か月の中の動きがよくわかりますね。次回も週に1回の測定をお願いします。

CASE
7-8 低血糖後に高血糖になる

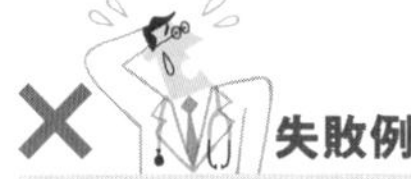

✕ 失敗例

Dr. 血糖が高いですね

Pt. …。

Dr. もっと食事に気をつけないと…。

Pt. 食事には気をつけているつもりなんですが…。**低血糖の時に補食しすぎて…**(言い訳)。

Dr. それはいけませんね。低血糖になったら、ブドウ糖を飲めばいいんです。

Pt. はい。それはわかっているんですが、慌ててしまって…。

Dr. 低血糖になったら、慌てずにブドウ糖を飲む、それをきちんと守りなさい。◀……一方的な指導

Pt. はい…、わかりました。

＼こうすればうまくいく！／

15/15ルールで教える

冷や汗や動悸などの低血糖の症状が出て驚いて、近くにある甘いもの（パンなど）を食べ過ぎて「低血糖後に高血糖になる」人がいます。ちょうどよい量の糖質（10〜15 g）をとることで、高血糖になるのを防げます。ご飯なら茶碗1/4杯（40 g）、砂糖なら15 g、オレンジジュースならコップ1杯、ビスケットなら3枚程度になります。15 gのブドウ糖やそれに代わる糖質をとって15分たっても低血糖が改善しないようなら、さらに15 gの糖質をとります（15/15ルール）。中には、ちゃんと補食して血糖値が元に戻ったのに低血糖症状が改善されないことがあります。これはアドレナリンという血糖を上昇させるホルモンによる症状です。それを血糖値で確認してもらうことが大切ですね。

○ 成功例

Dr. 血糖がなかなか下がらないようですね。何か思い当たることがありますか？ ◀……理由を尋ねる

Pt. **実は、低血糖になった時に慌てて食べ過ぎて…**（言い訳）。

Dr. その後に高血糖になったんですね。

Pt. そうなんです。

Dr. 低血糖になった時には頭が働かなくなって、身近にある甘い物やパンを手当たり次第に食べてしまう人もいます。 ◀……低血糖になった時の状況について説明

Pt. それ私です。パンを食べて、普段は砂糖を入れないコーヒーに砂糖を入れて飲んだりしています。

Dr. なるほど。確かに、とり過ぎかもしれませんね。ちょうどいい量は糖質で10〜15gくらいになります。ブドウ糖なら1袋（10g）、パンならロールパン1個、オレンジジュースならコップ1杯くらいですかね。 ◀……具体的な補食について説明

Pt. それなら、私は3倍以上とっていますね。

Dr. なるほど。低血糖になった時には頭が働いていないので、低血糖用の補食を事前に準備しておいてもいいですね。

Pt. なるほど。

Dr. あと、低血糖の症状がとれるまで補食されている人もいます。血糖が元に戻っても、血糖を上昇させるアドレナリンというホルモンが出続けています。そのため、低血糖症状が改善されていないと感じます。補食をして15分たったら、血糖値を確認して下さい。そこで、血糖が本当に回復していないようなら、15gの糖質の追加をお願いします。これを15/15ルールと言います。 ◀……「15/15ルール」について補足

Pt. はい、わかりました（納得した顔）。

＼おすすめの**マジックワード**／

低血糖の時は頭が働いていないので
事前に補食を準備しておくことが大切ですね

CASE
7-9 高血糖が心配

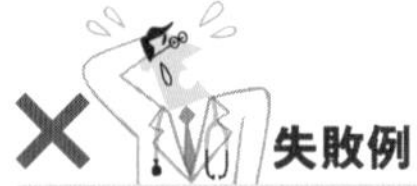

✕ 失敗例

Dr. 血糖コントロールはいいですね。

Pt. ありがとうございます。

Dr. インスリン注射はちゃんとしていますか？

Pt. はい、高い時には少し多めに打っています。

Dr. それはいけませんね。低血糖が多いので、指示された通りに注射するようにしないと…。 ◀ ダメ出し

Pt. はい…。**けど、高血糖が心配で…**（言い訳）。

Dr. 低血糖にならないくらい、少し高めにしなさい。 ◀ 一方的な指導

Pt. そうですか…。血糖が高いと失明とか、透析とか、足が腐ったりする合併症になるんでしょ。それを糖尿病教室で聞いてから心配で…。早く、正常値にしなければと思って…（誤った認識）。

Dr. 高血糖はいいですから、低血糖にならないように気をつけなさい。 ◀ あいまいな指導

Pt. はい…、わかりました…。

＼こうすればうまくいく！／

質のよい血糖コントロールを目指す

低血糖が不安で高血糖を維持する人がいるかと思えば、逆に、高血糖の方が不安だと言う人もいます。その理由として、最初に受けた糖尿病教育が関係しています。高血糖になると糖尿病合併症のリスクが高まると考え、できるだけHbA1c値を基準値内に抑えようと考えています。その結果、低血糖を頻発することになります［**図1**］。高血糖だけでなく、低血糖の割合が少ない質のよい血糖コントロールが求められています。そのためには、低血糖について再教育を行うとよいでしょう。

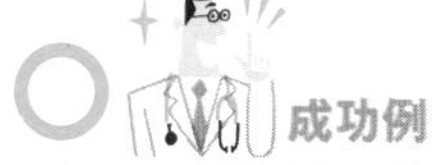

成功例

Dr. HbA1c値が7%を切ってきましたね。低血糖の方は大丈夫ですか？ ◀ 低血糖について確認

Pt. 時々、低血糖はありますが、ブドウ糖で対処しています。

Dr. まさか、基準値 4.6〜6.2% まで下げようとしていませんか？ ◀ 誤った認識をしていないかを確認

Pt. はい。できるだけ正常範囲にしないといけないと思って…。

Dr. なるほど。そう勘違いされている人もいますね。◀ 勘違いを指摘

Pt. **高血糖が心配で…**。最初の糖尿病教室でそう習ったので…（言い訳）。

Dr. 昔は高血糖にしないことが、一番と考えられてきたんですが、最近では低血糖もよくないことがわかってきました。

Pt. そうなんですか。低血糖になると何が悪いんですか？（驚いた顔）

Dr. 認知症や心筋梗塞、そして交通事故を起こすリスクなどが高くなります。◀ 低血糖リスクについて説明

Pt. そうなんですか。認知症にはなりたくないです。

Dr. 今は、低血糖にならない質のよい血糖コントロールにすることが目標となっています。

Pt. なるほど（納得した顔）。

＼おすすめのマジックワード／

最近は高血糖だけではなく、
低血糖もよくないことがわかってきました

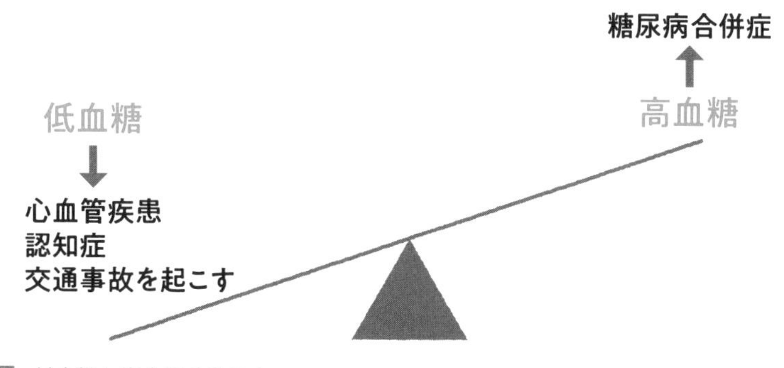

図1 低血糖と高血糖のリスク

CASE 7-10 血糖を測定しないと心配になる

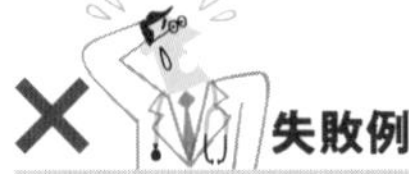

✕ 失敗例

Dr. とりあえず、血糖コントロールはいいですね。

Pt. はい…。高血糖にならないように食事に気をつけています。

Dr. そうですか。

Pt. 1日に何回も血糖を測定しているので、余分にチップをもらえませんか？

Dr. それはできません。保険で決まっていますので…。

Pt. そうですか。自費で薬局とかでも買えませんかね。

Dr. そこまでしなくても、決まった回数を血糖測定しておけば大丈夫です。

Pt. **けど、血糖を測定しないと心配になるんです**（言い訳）。

Dr. そんなに神経質にならなくてもいいですよ。◀…………… あいまいな指導

Pt. はい…、わかりました…。

＼こうすればうまくいく！／

「血糖認識トレーニング」について説明する

血糖認識トレーニング（BGAT: Blood Glucose Awareness Training）はVirginia大学のCox DJらによって開発された血糖に対する認識を高めるトレーニング方法です。BGATでは、血糖に関する外部情報（食事、運動、インスリンの血糖に及ぼす効果）と内部情報（低血糖や高血糖時の身体症状、作業能力、気分や感情）について学びます。普段から、外部情報や内部情報を参考に血糖を予測するトレーニングをしておくといいことをアドバイスします。また、CGMを用いることで対応することも可能です。

○ 成功例

Dr. SMBGノートを見せてもらえますか？

Pt. はい、これです。

Dr. きちんと書いて頂いているので、血糖の動きがよくわかります。◀ ほめる

Pt. **けど、血糖が高かったり、低かったりするので、1日に何回も血糖を測定したりしています。余分にチップをもらえませんか？**

Dr. なるほど、1日に何回も測定するとチップも足らなくなりますね。◀ 理解を示す

Pt. そうなんです。何とかなりませんかね。

Dr. 医療保険でお出しできる数には限りがあります。自費で、薬局などで購入する方法もありますが、他にもいい方法がありますよ！◀ 新しい提案

Pt. それはどんな方法ですか。

Dr. 「今は高血糖かな」「今は低血糖かな」「今はいい血糖だな」と、血糖を予測するトレーニングをすることです。

Pt. へぇー、そんな方法もあるんですね(驚く)。

Dr. そうです。血糖が気になって仕方がないという人にお勧めしているプログラムです。

Pt. 何から始めたらいいですか？

Dr. BGATノートに従って始めてもらえるといいと思います。まずは、血糖測定の結果を見る前に今の血糖を予測してみましょう。今、血糖はいくつだと思いますか？◀ 血糖を予測してもらう

Pt. 食後3時間なので○○くらいかなぁ。

Dr. いい所をついていますね。食事の内容や食後の経過時間などの外部情報と今の身体の症状や気分などの内部情報を参考にすると、血糖を認識する力が高まります。

Pt. 早速、やってみます！

＼おすすめのマジックワード／

血糖を予測できるプログラム(BGAT)があるんですよ！

参考文献

▼ 第1章　今、求められる糖尿病療養指導は？

1　健康教育の変遷

- Cagliero E, et al: Immediate feedback of HbA1c levels improves glycemic control in type 1 and insulin-treated type 2 diabetic patients. Diabetes Care. 1999; 22(11): 1785-1789.

▼ 第3章　糖尿病療養指導 体重管理編

Case 3-2：食事や運動は変えられない

- Cedernaes J, et al: Acute sleep loss results in tissue-specific alterations in genome-wide DNA methylation state and metabolic fuel utilization in humans. Sci Adv. 2018; 4(8): eaar8590.
- Depner CM, et al: Ad libitum Weekend Recovery Sleep Fails to Prevent Metabolic Dysregulation during a Repeating Pattern of Insufficient Sleep and Weekend Recovery Sleep. Curr Biol. 2019; 29(6): 957-967. e4.

Case3-9：夏場に太る

- Ma J, et al: Sugar-sweetened beverage consumption is associated with abdominal fat partitioning in healthy adults. J Nutr. 2014; 144(8): 1283–1290.

▼ 第4章　糖尿病療養指導 食事編

Case4-2：カロリー計算は面倒

- Madigan CD, et al: Is self-weighing an effective tool for weight loss: a systematic literature review and meta-analysis. Int J Behav Nutr Phys Act. 2015; 12: 104.

▼ 第5章　糖尿病療養指導 運動編

運動不足の患者さんの言い訳

- Honda T, et al: Objectively measured sedentary time and diabetes mellitus in a general Japanese population: The Hisayama Study. J Diabetes Investig. 2019; 10(3): 809-816.

- 石井香織, 他 : 簡易版運動習慣の促進要因・阻害要因尺度の開発 . 体力科学 . 2009; 58(5): 507-516.

Case 5-1：運動する気持ちがわかない

- Matsushita M, et al: Incentive program to strengthen motivation for increasing physical activity via conjoint analysis. Nihon Koshu Eisei Zasshi. 2017; 64(4): 197-206.
- Hughes KJ, et al: Interventions to improve adherence to exercise therapy for falls prevention in community-dwelling older adults: systematic review and meta-analysis. Age Ageing. 2019; 48(2): 185-195.

CASE 5-6：膝が痛くて歩けない

- Manninen P, et al: Weight changes and the risk of knee osteoarthritis requiring arthroplasty. Ann Rheum Dis. 2004; 63(11): 1434-1437.
- Atukorala I, et al: Is There a Dose-Response Relationship Between Weight Loss and Symptom Improvement in Persons With Knee Osteoarthritis ? Arthritis Care Res (Hoboken). 2016; 68(8): 1106-1014.
- Alrushud AS, et al: Effect of physical activity and dietary restriction interventions on weight loss and the musculoskeletal function of overweight and obese older adults with knee osteoarthritis: a systematic review and mixed method data synthesis. BMJ Open. 2017; 7(6): e014537.
- Messier SP, et al: Weight-loss and exercise for communities with arthritis in North Carolina (we-can): design and rationale of a pragmatic, assessor-blinded, randomized controlled trial.　BMC Musculoskelet Disord. 2017; 18(1): 91.

CASE 5-8：運動する時間がない

- Schmidt WD, et al: Effects of long versus short bout exercise on fitness and weight loss in overweight females. J Am Coll Nutr. 2001; 20(5): 494-501.
- Yates T, et al: Effectiveness of a pragmatic education program designed to promote walking activity in individuals with impaired glucose tolerance: a randomized controlled trial. Diabetes Care. 2009; 32(8): 1404-1410.

▼第6章　糖尿病療養指導 薬物療法編

CASE 6-9：むくみが気になる

- Nakamura A, et al: Relationship between urinary sodium excretion and pioglitazone-induced edema. J Diabetes Investig. 2010; 1(5): 208-211.
- Bełtowski J, et al: Thiazolidinedione-induced fluid retention: recent insights into the molecular mechanisms. PPAR Res. 2013; 2013: 628628.
- Zanchi A, et al: Effects of the peroxisomal proliferator-activated receptor-gamma agonist pioglitazone on renal and hormonal responses to salt in healthy men. J Clin Endocrinol Metab. 2004; 89(3): 1140-1145.
- 土橋卓也, 他: 高血圧患者における簡易食事調査票『塩分チェックシート』の妥当性についての検討. 血圧. 2013; 20(12): 1239-1243.
- Yasutake K, et al: Comparison of a salt check sheet with 24-h urinary salt excretion measurement in local residents. Hypertens Res. 2016; 39(12): 879-885.

▼第7章　糖尿病療養指導 血糖測定編

CASE 7-6：低血糖の症状がよくわからない

- McNeilly AD,et al: Impaired hypoglycaemia awareness in type 1 diabetes: lessons from the lab. Diabetologia. 2018; 61(4): 743-750.

おわりに

本書を読まれて読者の皆さんはどのような印象を持たれたでしょうか。糖尿病療養指導を行っている中で、患者さんはいろいろな言い訳(心理学的抵抗)をされます。それが、自分の療養指導がうまくいっていないサインだとわかれば、すぐに作戦を変更することができますね。

連続血糖モニター(CGM)やインスリンポンプなど糖尿病治療の進歩には著しいものがあります。しかし、これらの機器も上手に使わないと効果をあげません。

是非、読者の皆さんも、患者さんの言い訳を意識し、それより指導を変えるきっかけとして、取り組んでみて下さい。患者さんの血糖コントロールがよくなるだけでなく、満足度が上がることと思います。

索引

おすすめのマジックワード一覧

第2章　糖尿病の理解を深める

CASE		おすすめのマジックワード	ページ
2-1	特に、自覚症状はない	高血糖の症状は「タ行」で覚えておくといいですよ！	16
2-2	糖尿病の合併症って何？	糖尿病の3大合併症は「しめじ」と覚えておくといいですよ！	18
2-3	合併症がなかなか覚えられない	糖尿病の合併症は「しめじ」と「えのき」です！	20
2-4	別に長生きしたくない	糖尿病治療の目的は延命ではなく、健康寿命を延ばすこと	22
2-5	血糖値が覚えられない	10円玉の表の建物を建てたのは誰？	24
2-6	毎回、同じ指導でウンザリ	11月14日は世界糖尿病デー、インスリンを発見したバンティングの誕生日なんです！	26
2-7	糖尿病がピンとこない	糖尿病は血管の病気。だから、頭から足の先まで、いろいろな合併症が起きるんですよ！	28
2-8	「HbA1c」って何？	HbA1cに30を足すと、ちょうど体温みたいになりますね！	30
2-9	私の糖尿病はどのくらい？	糖尿病を駅に例えると、今、どのあたりにいると思いますか？	32
2-10	糖尿病のけがあるだけ	今は、糖尿病の一歩手前の状態です	34

第3章　糖尿病療養指導　体重管理編

CASE		おすすめのマジックワード	ページ
3-1	水を飲んでも太る	減量を助ける上手な水の飲み方がありますよ！	40
3-2	食事や運動は変えられない	まずは、痩せるために睡眠の質をよくしてみませんか？	42
3-3	固太りだ	固太りとは、脂肪細胞が大きくなった証拠です！	44
3-4	そんなに食べていない	そんなに食べていないと思っている人でも痩せるコツがありますよ！	46
3-5	ダイエットの仕方はわかっている	今度はリバウンドしないダイエット法に挑戦しませんか！	48
3-6	やる気スイッチが入らない	痩せるとどんないいことが起こると思いますか？	50
3-7	意志が弱いんです	ダイエットの妨げになるようなものが、何かありますか？	52
3-8	ダイエットが3日坊主になる	最初の2週間を頑張れば、少しの量でも満足感が得られるようになりますよ！	54
3-9	夏場に太る	夏場に太りやすい人の特徴があるんですよ	56
3-10	旅行に行くと体重が増える	今度は太らない旅行にしてみませんか？	58

第4章　糖尿病療養指導　食事編

CASE		おすすめのマジックワード	ページ
4-1	そんな難しい食事療法はできない	この栗入りどら焼きは何でできていると思いますか？	64
4-2	カロリー計算は面倒	痩せる体重計ののり方がありますよ！	66
4-3	食事記録をつけるのは面倒	おやつ日記をつけてきてもらえますか？	68
4-4	昔からの癖で早食いで	ゆっくりよく噛んで食べる作戦	70
4-5	つい食べてしまう	食べたくなる刺激を減らせばいいんですよ！	72
4-6	もったいないから	ゴミ袋に捨てるか、胃袋に捨てるか、それが問題だ！	74
4-7	ストレスで食べる	食べること以外のストレス解消法は何ですか？	76
4-8	健康番組を見て食事には気をつけているのに	一番簡単な食事療法は「ヘルシー」と勘違いしている食品を止めることです！	78
4-9	ドカ食いしてしまう	帰宅した時にお腹を空き過ぎないようにしておくことです	80
4-10	夕食の白米は抜いているのに痩せない	内臓脂肪を減らす食事のポイントは3つあります	82

第5章　糖尿病療養指導　運動編

CASE		おすすめのマジックワード	ページ
5-1	運動する気持ちがわかない	何か得することがあると運動しようという気が起こるかもしれませんね	88
5-2	特に何も運動していない	若い頃はどんな運動やスポーツをされていましたか？	90
5-3	テレビの守りをしている	普段、どんなテレビ番組を見ていますか？	92
5-4	家でゴロゴロしている	肥満サイクルからの脱出作戦を一緒に練りましょう！	94
5-5	暑くて運動できない	涼しい家の中でできる、いい運動がありますよ！	96
5-6	膝が痛くて歩けない	20歳から何kgくらい体重が変わりましたか？	98
5-7	水着になるのが嫌	まずは、パンフレットをもらいに行ってみて下さい！	100
5-8	運動する時間がない	細切れ運動の方が減量に効果がありますよ！	102
5-9	1人ではなかなか歩けない	犬でなくてもいいので、一緒に歩ける人がいるといいですね	104
5-10	運動が続かない	運動を続けるためにはよい刺激をたくさん作っておくことが大切です	106

第6章　糖尿病療養指導　薬物療法編

CASE		おすすめのマジックワード	ページ
6-1	薬を飲み始めたら、一生飲まなければならない	途中で薬が必要なくなる人もいますよ！	112
6-2	注射は絶対に嫌だ	インスリン注射のイメージは？	114
6-3	なるべく薬は飲みたくない	あなたに合った必要最低限の薬しか出しませんよ！	116
6-4	薬の副作用が心配	具体的には、薬のどんな副作用を心配されていますか？	118
6-5	薬を増やされたくない	2つ、または3つの飲み薬で管理されている人も多いですよ！	120
6-6	薬の名前が覚えられない	薬の名前を覚えておくことは脳トレにもなりますよ！	122
6-7	なぜか薬が余るんです	具体的に、飲み忘れる原因やパターンを教えてもらえますか？	124
6-8	低血糖が心配	低血糖になりやすい時間帯はありますか？	126
6-9	むくみが気になる	むくみが出やすい人は塩分をとりすぎているみたいですよ	128
6-10	おならが気になる	おならの副作用が出やすい人の特徴がありますよ！	130

第7章　糖尿病療養指導　血糖測定編

CASE		おすすめのマジックワード	ページ
7-1	血糖測定は痛い	いろいろなタイミングで尿糖を測定してみるといいですよ！	136
7-2	測定する気がない	今日の血糖はいくつくらいだと思いますか？	138
7-3	血糖測定は面倒	血糖を測定することで、毎回、食べる糖質の量に合わせてインスリンを調節することもできますよ！	140
7-4	測定した結果がよくわからない	食前以外にもこんなタイミングで測定をしてはいかがですか？	142
7-5	低血糖が心配	低血糖の症状はハ行で覚えておくといいですよ！	144
7-6	低血糖の症状がよくわからない	無自覚低血糖に対する上手な対処法がありますよ！	146
7-7	毎日、血糖測定できない	次回も週に5日、測定してみて下さい	148
7-8	低血糖後に高血糖になる	低血糖の時は頭が働いていないので事前に補食を準備しておくことが大切ですね	150
7-9	高血糖が心配	最近は高血糖だけではなく、低血糖もよくないことがわかってきました	152
7-10	血糖を測定しないと心配になる	血糖を予測できるプログラム(BGAT)があるんですよ！	154

【著者プロフィール】

坂根 直樹（さかね なおき）

独立行政法人国立病院機構　京都医療センター

1989年　自治医科大学医学部卒業

1989年　京都府立医科大学附属病院（第1内科）研修医

1991年　大江町国保大江病院（内科）

1993年　弥栄町国保病院（内科）

1994年　京都府保健福祉部医療・国保課

1995年　綾部市立病院（内分泌科）

1998年　大宮町国保直営大宮診療所

1999年　京都府立医科大学附属病院修練医（第1内科）

2001年　神戸大学大学院医学系研究科分子疫学分野（旧衛生学）助手

2003年　独立行政法人国立病院機構京都医療センター（旧国立京都病院）
　　　　臨床研究センター予防医学研究室 室長

[専門]

糖尿病、予防医学

[著書]

- 『まるごとわかる！生活習慣病』（南山堂）
- 『クイズでわかる保健指導のエビデンス 50』（中央法規出版）
- 『説明力で差がつく保健指導』（中央法規出版）
- 『Dr.坂根のやる気がわいてくる糖尿病ケア』（医歯薬出版）
- 『質問力でみがく保健指導―特定健診・特定保健指導従事者必携』（中央法規出版）
- 『楽しく教える糖尿病教育の裏技 50』（診断と治療社）
- 『楽しく患者をやる気にさせる糖尿病教育 ―体験型糖尿病教室のススメ―』（日本医学出版）　など

失敗例から学ぶ
糖尿病療養指導が劇的に変わるマジックワード

2020年3月15日　第1版 第1刷 ©

著　者　　坂根直樹　SAKANE, Naoki
発行者　　宇山閑文
発行所　　株式会社金芳堂
〒606-8425 京都市左京区鹿ケ谷西寺ノ前町34番地
振替　01030-1-15605
電話　075-751-1111（代）
https://www.kinpodo-pub.co.jp/

イラスト　岸 潤一
組　版　HON DESIGN
印刷・製本　モリモト印刷株式会社

落丁・乱丁本は直接小社へお送りください．お取替え致します．

Printed in Japan
ISBN978-4-7653-1808-2